E quando não está tudo bem?

A relação entre a nutrição e a saúde mental tem sido imensamente explorada nos últimos anos, existindo até uma área de investigação e intervenção chamada Psiquiatria Nutricional[30]! Se amanhã decidisse ir à consulta do "Psiquiatra Nutricionista", provavelmente sairia de lá com as seguintes recomendações para uma dieta saudável para a mente:

- Evitar alimentos processados, fritos e com elevado conteúdo de açúcares simples – estes alimentos prejudicam a nossa flora intestinal, aumentam o termóstato da inflamação e podem levar à desregulação do controlo glicémico (e eventualmente promover a diabetes e a doença cardiovascular que, como já vimos, afetam negativamente o cérebro).
- Muitos vegetais de todos os tipos, para encher a dispensa de vitaminas, minerais e fibras – todos imprescindíveis para o bom funcionamento do nosso corpo.
- Azeite, para cozinhar ou temperar – é um ingrediente riquíssimo em vitaminas e antioxidantes, para além de ser um tipo de "gordura boa".
- Peixe, de preferência gordo (como salmão, sardinha, cavala, atum) – estes são ricos em ómega 3, um tipo de gordura associada a vários efeitos positivos de saúde e que estudos indicam ajudar no tratamento da Depressão.
- Fruta de todas as variedades – dando preferência a comer as peças inteiras em vez de fazer sumos, pois as cascas estão repletas de nutrientes.
- Alimentos ricos em probióticos, como iogurte.
- Alimentos ricos em fibras, como aveia, linhaça ou alface.
- Chocolate preto para as emergências – para além de algumas propriedades antidepressivas, tem também oxidantes e é uma ótima fonte de energia.

- Café ou chá verde com moderação – são bebidas de elevado poder estimulante, que podem beneficiar o humor e até foram associadas à prevenção do declínio cognitivo relacionado com a idade.
- Litros e litros de água – para além de hidratar é aqui que vamos buscar vários minerais importantíssimos para várias funções do organismo.

Vivemos num corpo e temos uma mente. O que não temos são as duas coisas em separado. A interação é constante, noite e dia, durante toda os segundos da nossa vida. Quando cuidamos da mente, estamos a cuidar do corpo (e vice-versa). Se formos negligentes com um, o outro sofre as consequências. A saúde mental e a física são dois lados da mesma moeda. Espero tê-lo conseguido convencer disto!

3.

E QUANDO FICAMOS ANSIOSOS?

A ANSIEDADE

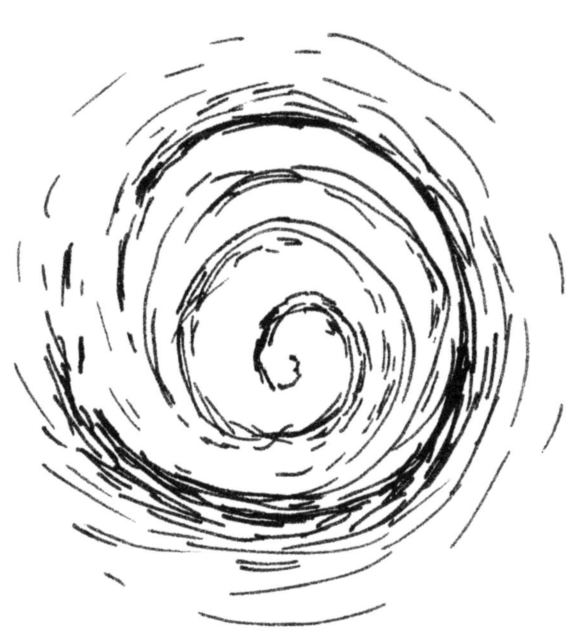

São 3 da manhã. O Jorge olha para o relógio, tal como o tinha feito 20 minutos, 40 minutos antes. O coração bate ferozmente parecendo querer libertar-se da sua caixa torácica, as palmas das mãos estão todas suadas, a cabeça não para... Pensa no futuro, na instabilidade profissional em que ele e a sua esposa estão, no que irá acontecer com os seus filhos, nos pais que estão a envelhecer e cada vez mais doentes... Olha para o lado. A sua esposa, a Joana, dorme tranquilamente, numa paz invejável. Como é possível que ela não esteja preocupada? Como pode ela estar tão tranquila perante tudo o que se está a passar? Como pode ter passado o jantar a falar das nossas férias, a fazer desenhos com as crianças, com toda a calma do mundo? Será que ela não vê os perigos, os riscos?

Este pequeno texto serve para ilustrar um caso de Ansiedade patológica (que explicarei mais à frente como se distingue da Ansiedade normal). Neste exemplo, é bem patente que o grau de ansiedade não depende apenas de fatores externos. Neste casal, as preocupações de vida são idênticas (o trabalho, os filhos, a saúde dos familiares mais velhos), mas enquanto o Jorge sofre de insónia e Ansiedade extrema, a Joana, aparentemente, lida melhor com a situação pela qual estão a passar.

A Ansiedade é uma resposta emocional complexa, que se origina numa perceção de uma ameaça (real ou imaginada) e leva à ativação reativa de respostas em vários níveis, nomeadamente fisiológicas, cognitivas e comportamentais. É uma experiência comum a todos os seres humanos e, pelo que sabemos hoje em dia, todos os animais superiores apresentam uma resposta semelhante, sugerindo que esta faz parte de um mecanismo universal, através do qual os organismos se adaptam às situações adversas.

Habitualmente, é um estado emocional desagradável, muitas vezes normal e transitório, apresentando uma funcionalidade inicial adaptativa (assinala antecipadamente uma ameaça e promove a ação necessária).

Até certo ponto, ter Ansiedade é vantajoso para se conseguir uma eficiência máxima em situações de adversidade ou ameaça (como por exemplo, em situações de perigo físico, em emergências de qualquer tipo ou mesmo, em situações mais simples como um exame ou uma entrevista de emprego).

A resposta normal de Ansiedade leva à otimização de certas capacidades cognitivas (como a atenção, concentração ou a perceção de ameaças), maximiza a eficácia do funcionamento corporal (ao nível cardiovascular, respiratório e imunitário) e promove comportamentos adequados para lidar com o desafio, ou perigo, que se apresenta.

No entanto, em certos casos, a Ansiedade pode ficar fora de controlo, prejudicar os nossos comportamentos e, mesmo, a nossa mente e corpo. Isto acontece quando a resposta se torna excessiva e os seus sintomas se tornam incapacitantes, quando a Ansiedade se prolonga para lá do momento de ameaça ou quando esta perde a sua ação adaptativa. Sempre que alguma destas situações ocorre, estamos perante o que se chama de Ansiedade patológica, que poderá mesmo configurar um quadro doença – a esta damos o nome de perturbação de Ansiedade.

A Ansiedade pode manifestar-se com sintomas psicológicos (ou mentais), somáticos (ou corporais), comportamentais (relacionados com a forma como agimos) e percetivos (relacionados com a maneira como percebemos o que nos rodeia).

No quadro da página seguinte, poderá ver os sintomas mais frequentes de Ansiedade.

Sintomas psicológicos	**Humor ansioso** – que se manifesta como sensações intensas de inquietação, preocupação, medo, insegurança ou tensão. **Fobias** – em que existe medo e aversão exagerados, muitas vezes reconhecido como irracionais, de determinada situação (por exemplo: multidões, desconhecidos, abandono, escuridão, animais, entre outros). **Dificuldades cognitivas** – ao nível de concentração, atenção e memória. **Alterações emocionais** – como impaciência, irritabilidade, labilidade emocional ou letargia. **Perturbações do sono** – normalmente insónia, mas também é possível observar sonolência excessiva. **Despersonalização** – sensação de estar desligado do seu corpo, fora de si. **Desrealização** – sensação de estar desligado da realidade.
Sintomas corporais	**Músculo-esqueléticos** – Tensão muscular, fadiga ou dores generalizadas. **Neurovegetativos** – Suores frios, rubor ou palidez, boca seca, extremidades frias. **Cardiovasculares** – Palpitações, taquicardia, hipertensão ou sensação de "peito apertado". **Respiratórios** – Sensação de falta de ar, de engasgamento ou hiperventilação. **Gastrointestinais** – Náuseas, cólicas, diarreia ou dor abdominal. **Génito-Urinários** – Dificuldades em urinar ou urgência miccional, dificuldades sexuais. **Neurológicos** – Cefaleias, tonturas.
Sintomas comportamentais	**Agitação** – não conseguir parar quieto ou repousar. **Reatividade extrema a estímulos** – que poderá culminar, raramente, em situações de confronto ou agressividade. **Evitamento de situações** – a nível social, profissional, académico ou pessoal. **Isolamento social** – por vezes extremo. **Abuso de substâncias** – muitas vezes como forma de automedicação para a ansiedade. **Rituais** – também chamados de compulsões e que têm como função tentar reduzir pensamentos ansiosos. Podem ser, por exemplo, rituais de lavagem, de organização, de contagem ou mesmo relacionados com pensamento supersticioso (por exemplo: bater na madeira para dar sorte).
Sintomas da percepção	**Ilusões** – em que existe perceção deformada de um objeto real (por exemplo: alguém que numa crise de ansiedade confunde ver um casaco no cabide com uma pessoa que lhe quer fazer mal).

tabela 2 - Sintomas frequentes de Ansiedade

De uma forma simples (porque, na realidade as coisas, são mesmo muito complexas), podemos dizer que a Ansiedade patológica se origina a partir das interações entre três grandes grupos de fatores: biológicos, psicológicos e ambientais (para não variar, aplica-se o modelo biopsicossocial). Abaixo irei dar alguns exemplos destes fatores, explicados de forma simples e prática. Se quiser aprofundar, ainda mais, o seu conhecimento sobre os mecanismos da Ansiedade (e se tiver coragem de entrar no campo da linguagem mais académica), recomendo o artigo intitulado: *The biology of fear and anxiety related behaviors*[31].

Eis alguns exemplos de fatores que podem condicionar uma perturbação de Ansiedade:

- **Genética** – vários estudos indicam que existe uma predisposição para as várias perturbações ansiosas de acordo a nossa herança genética. É muito frequente existir um histórico na família, que não é possível atribuir apenas ao ambiente familiar. Sabe-se, por exemplo, que mutações no gene transportador da serotonina estão fortemente associadas à Perturbação de Pânico.
- **Alterações ao nível da neurotransmissão** – a investigação de pacientes com perturbações ansiosas revelou que existem alterações na regulação de determinados neurotransmissores, como a serotonina, a noradrenalina e o ácido gama-aminobutírico (GABA). Estes estão envolvidos na regulação das emoções, do sono e das reações corporais ao *stress*. A dúvida que subsiste é se estas alterações ocorrem antes ou depois da perturbação se ter instalado (a famosa história "do ovo e da galinha"). A maioria dos fármacos para o tratamento da Ansiedade atua nestes químicos cerebrais. Também o tratamento através de psicoterapia leva a alterações do funcionamento destes circuitos cerebrais.
- **Alterações do padrão de atividade cerebral** – estudos de imagiologia cerebral demonstraram que os pacientes com perturbações de Ansiedade apresentam determinadas áreas cerebrais

que funcionam "a mais", enquanto que outras funcionam "a menos". Um exemplo clássico é o funcionamento excessivo de uma área cerebral responsável pelas nossas respostas mais instintivas e emocionais – a amígdala cerebral, situada no sistema límbico. Enquanto que outras zonas, como o córtex pré-frontal (envolvido na nossa capacidade de planeamento e decisão) ou o hipocampo (envolvido nos processos de memória), apresentam uma redução da sua atividade. Quando tratados adequadamente, observamos uma normalização destas áreas cerebrais.

- ***Stress*** – especialmente se for crónico (mantido ao longo do tempo), ou se for muito extremo, é um dos principais fatores envolvido na génese das perturbações de Ansiedade. A forma individual de lidar com o *stress* tem um papel fundamental no facto de a pessoa desenvolver ou não uma perturbação de Ansiedade.

- **Experiências adversas precoces** – as experiências da nossa infância e adolescência condicionam fortemente a forma de como encaramos os medos e os desafios. O que viveu nesta altura do seu desenvolvimento poderá ter-lhe deixado algumas mazelas (vulnerabilidades) ou, pelo contrário, maior resistência e capacidade de adaptação ao *stress* (aquilo que chamamos de resiliência). As crianças crescem e aprendem observando a forma como os pais (e os outros adultos) lidam com as situações. A presença de um ambiente familiar tenso, com muitas discussões ou mesmo violência, está fortemente associado a perturbações de Ansiedade (e Depressão). A sensação de abandono ou o *bullying* são outras das experiências associadas. Um estudo muito interessante, o *Adverse Childhood Experiences Study,* promovido pelo *Center for Disease Control,* dos Estados Unidos, avaliou o trajeto de crianças e adolescentes desde 1995 até ao presente. Provou que as experiências adversas precoces aumentam o risco de problemas sociais e de saúde (físicos e mentais) ao longo de toda a vida[32].

- **Trauma** – situações de grande perigo, de violência, de doenças ou lesões graves, estão fortemente relacionados com a Ansiedade patológica. E não só com a Perturbação Pós-*Stress* Traumático (que, por definição, ocorre na sequência de um evento traumático), mas com todas as perturbações de Ansiedade. A sua relevância é ainda maior se ocorrerem durante a infância.
- **Mudanças** – mesmo que sejam para melhor, todas as mudanças importantes da nossa vida envolvem algum grau de *stress*. Se os nossos recursos internos não forem suficientes para se adaptarem à mudança, poderá despoletar-se uma perturbação ansiosa. Isto inclui tanto as pequenas mudanças (como a mudança de emprego ou de casa), como as grandes mudanças (como a perda de um ente querido ou uma situação de divórcio).
- **Características psicológicas** – a Ansiedade tem um grande componente de "nós próprios". A maneira como lidamos com as adversidades, com o *stress* e mesmo com o medo, depende das ferramentas psicológicas que temos ao nosso dispor – os nossos mecanismos de enfrentamento (ou estratégias de *coping*). Estes permitem regular, até certo ponto, a intensidade da nossa resposta emocional. Isto é um dos fatores que leva a que pessoas sujeitas adversidades semelhantes reajam de formas tão distintas.

Medo, Ansiedade ou *Stress*?

Estas três coisas estão intimamente relacionadas e, por vezes, são difíceis de distinguir umas das outras. A diferenciação pode ser importante para percebermos melhor o fenómeno da Ansiedade e das perturbações ansiosas, pelo que irei tentar ajudar a diferenciá-las.

O **medo** é uma emoção básica, que todos sentimos em determinadas ocasiões. Em geral, é visto como uma reação a um perigo específico e observável. Tente visualizar a seguinte situação: está calmamente a passear num jardim, num belo dia e sente-se totalmente tranquilo.

De repente, vê um cão, com um aspeto ameaçador, a aproximar-se rapidamente e a rosnar de forma agressiva. Garanto-lhe que a emoção que irá sentir neste caso é, adivinhe... medo!

Quando se sente ameaçado, o medo acelera o metabolismo em antecipação a uma necessidade de resposta iminente, as pupilas dilatam, a audição amplifica, o coração bombeia com toda a força para levar oxigénio e nutrientes para os nossos músculos, os vasos periféricos contraem levando à palidez (ficar lívido de medo), os processos de digestão ficam interrompidos, o seu cérebro desativa os circuitos mais racionais e são aqueles mais instintivos que passam a gerir a mente. Este processo inicia-se num curtíssimo espaço de tempo, em microssegundos, muitas vezes até antes de termos consciência plena do que se passa ou de qual é a ameaça! Isto acontece porque, bem escondida no centro do cérebro, no sistema límbico, existe uma estrutura especializada no processamento do medo: a amígdala cerebral. Esta pequena estrutura, do tamanho de uma amêndoa, é capaz de sequestrar por completo o funcionamento da nossa mente! Tanto faz o quão racionais somos, a inteligência, a experiência de vida ou a nossa cultura, nada disso importa quando estamos numa situação em que a amígdala reconhece uma ameaça e ativa a "via rápida do medo". O neurocientista Joseph LeDoux publicou, em 1994, um artigo intitulado *Emoções, memória e o cérebro*[33], em que descreve como os estímulos originados no exterior (que recolhemos através da visão, do olfato ou da audição) chegam muito rapidamente à amígdala e que se esta os identificar como "perigos", rapidamente ativa o nosso sistema de alarme corporal, bem antes da nossa consciência (o córtex) perceber o que se está a passar. O exemplo, agora já clássico quando falamos dos circuitos do medo, que foi utilizado por este autor de forma a ilustrar este mecanismo, é a de uma pessoa que ao passear se depara com uma cobra. Os olhos vão disparar informações para o tálamo (uma estrutura do cérebro responsável pelo processamento de estímulos) e este, por sua vez, vai enviar sinais para o córtex visual (que irá formular na mente a consciência deste animal) e para a amígdala (que irá desencadear uma reação emocional). Ora, o que este investigador provou é que a segunda via é muito mais rápida, ou seja: antes de ter consciência da cobra, o corpo já aumentou a frequência cardíaca, contraiu os músculos e aumentou a pressão arterial.

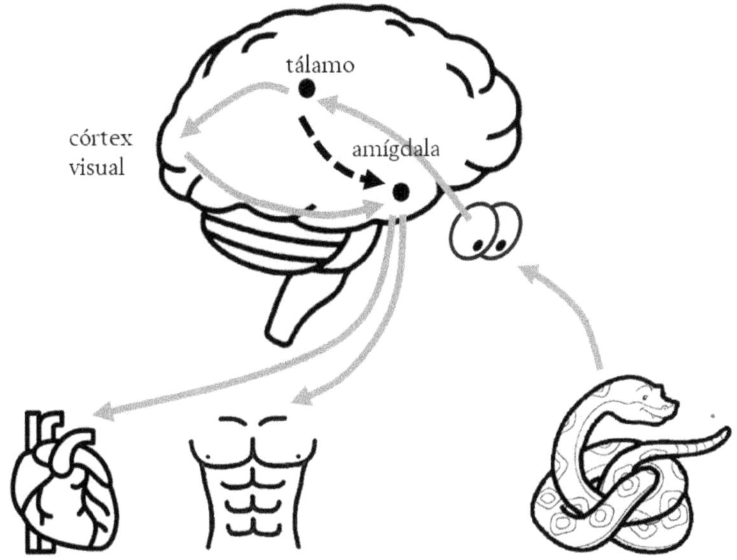

esquema 5 - Estímulos originados no exterior

Numa situação de medo, os seres humanos (e para este efeito, os animais em geral) reagem, habitualmente, de uma de três maneiras: lutar, fugir ou congelar. Pegando novamente no exemplo do cão: pode fugir para segurança, enfrentá-lo e lutar com ele ou ficar paralisado com o medo (pode ser que ele não repare em si).

Se reparar, existe um paralelismo destas reações ao medo, com as nossas reações quando estamos ansiosos. Paralisamos perante uma audiência, bloqueamos num teste (congelar), evitamos determinadas situações ou locais porque nos causam ansiedade (fuga), respondemos mal a pessoas ou irritamo-nos com tudo o que se passa (lutar) quando estamos tensos.

A Ansiedade difere do medo pois, muitas vezes, não existe um perigo específico e observável. É uma resposta a uma situação de ameaça desconhecida, antecipada ou, no melhor dos casos, mal definida. É um processo interno, em que a nossa mente procura (e imagina) situações de perigo ou que nos possam deixar desconfortáveis, mesmo que estas não estejam presentes. Muitas vezes, a Ansiedade surge como uma resposta a futuras ameaças (mesmo que hipotéticas) e, por isso, é tão frequente sentir Ansiedade antes de um evento importante na nossa vida (seja uma prova desportiva, um exame escolar, uma entrevista de emprego ou um encontro amoroso). Ao contrário do medo (mais instintivo), a Ansiedade passa por mecanismos cerebrais mais complexos, que envolvem a associação de memórias de experiências à capacidade do cérebro prever múltiplos cenários possíveis (imaginação), tentando selecionar as melhores respostas comportamentais.

Apesar das diferenças no estímulo e no processo mental associados, o corpo responde de maneira muito semelhante, quer ao medo, quer à Ansiedade: ativa os sistemas de alarme! Prepara-nos para lutar, fugir ou congelar.

Lutar	Irritabilidade Irrequietude Maior tendência a gerar discussões Criticar tudo
Fugir	Evitar situações, locais ou pessoas Relutância em aceitar novos projetos ou desafios Comunicação passiva (exemplo: "tanto faz", "é indiferente") Comportamentos para agradar pessoas *(people pleasing)*
Congelar	"Brancas" em avaliações, em conversas Aumento do tempo passado em redes sociais ou a ver televisão Aumento do tempo passado na cama Uso de substâncias ou drogas com poder sedativo

tabela 3 - Correlatos humanos do modo de alarme

Por sua vez, o ***stress*** é considerado como um processo interativo, tanto mental como fisiológico, quando estamos sujeitos a estímulos exigentes e que têm o potencial de perturbar o nosso equilíbrio (homeostasia) emocional ou físico. Entre o estímulo e a resposta está a pessoa nas suas circunstâncias. Dependendo do tipo de avaliação que esta faz de toda a situação, dos seus próprios recursos e dos mecanismos de *coping* (enfrentamento) que põe em marcha para responder às exigências, irão surgir os resultados deste processo – que podem ser positivos (adaptação ao fator de *stress*, de forma saudável) ou negativos (podendo estes estar na origem de situações de doença, como Ansiedade, Depressão ou *Burnout*).

O *stress* é um processo de resposta a uma situação que testa os nossos limites. Pode ter origem em fatores externos – como uma zanga com alguém importante, estar sujeito a excesso de trabalho ou ir fazer um teste importante –, mas também pode acontecer devido a fatores internos – como quando estamos doentes, colocamos demasiadas expectativas sobre nós ou somos demasiado autocríticos. O *stress* pode resolver-se de duas maneiras: a pessoa desenvolve mecanismos para se adaptar ou o fator de *stress* desaparece.

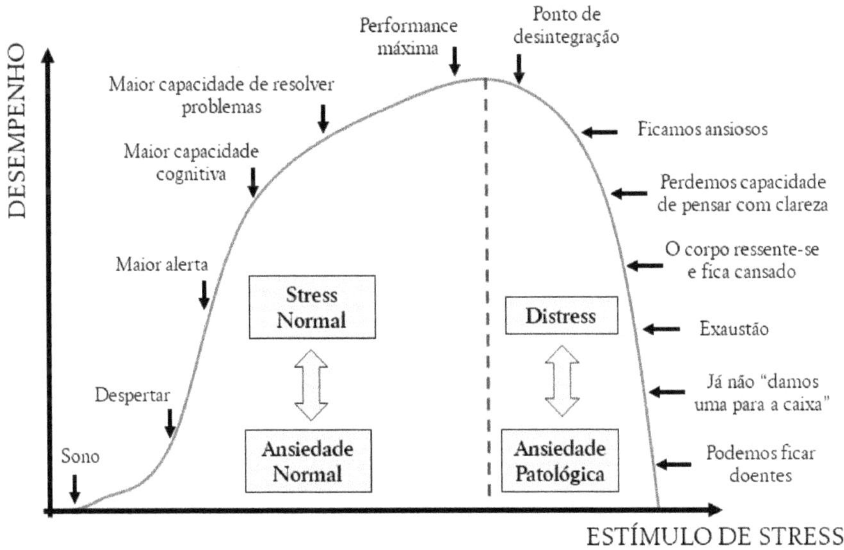

gráfico 2 - Estímulo e desempenho

O *stress* não tem apenas aspetos negativos, a resposta de *stress* é adaptativa até certo ponto, tal como foi descrito pela lei de Yerkes-Dodson[34], um clássico da história da psicologia (a publicação é de 1908!). Esta descreve a relação entre *stress* e desempenho sob a forma de uma curva tipo Gauss, em que se observa a necessidade de um certo nível de *stress* para atingir um rendimento máximo. No entanto, quando a estimulação é demasiada, ocorre uma desintegração catastrófica do desempenho e entramos no campo do *stress* patológico (também chamado *distress*).

O *stress* afeta-nos a todos, mas nem todo o *stress* é mau. O que é mesmo, comprovadamente, prejudicial para a saúde é o *stress* crónico, aquele que ocorre durante períodos prolongados (repare no exemplo daquelas profissões em que a norma é trabalhar sobre pressão, durante longas horas, sem tempo para relaxar ou aproveitar a vida). Existem formas de gerir o *stress*, por mais complicado que ele seja. E... se o *stress* esgotar todas as suas estratégias de adaptação, ou se tiver dificuldades em descobrir formas de o gerir, lembre-se que pode sempre pedir ajuda!

3.1.

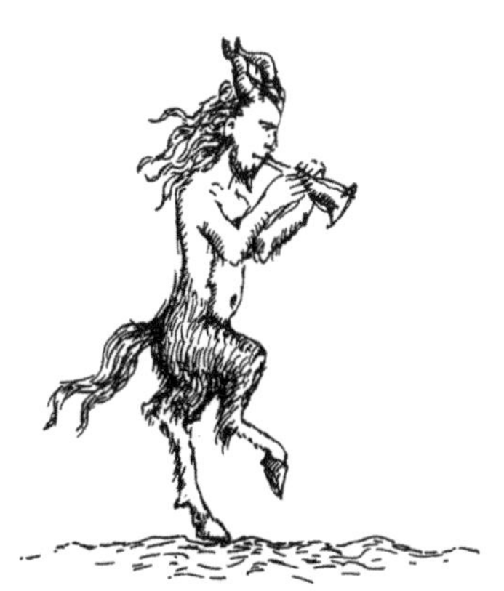

"NÃO CONSIGO RESPIRAR!" A PERTURBAÇÃO DE PÂNICO

O Pedro é um gestor de uma importante empresa. Aos 40 anos, teve uma ascensão profissional que todos à sua volta consideraram meteórica. Trabalha muitas horas, frequentemente pela noite fora e aos fins de semana. Tem de tomar decisões importantes, de se preocupar com a sua equipa e, precisa de se expor aos meios de comunicação social. No outro dia, foi de charola a uma urgência hospitalar, achando que estava a ter um ataque cardíaco. O coração batia a mil à hora, não conseguia respirar, sentia formigueiros nas mãos e suava em bica. Achou que ia morrer nesse dia. Umas horas depois, acabou por sair pelos seus próprios pés do hospital, após uma bateria de testes e a avaliação de dois médicos. Sentiu-se indignado quando os doutores lhe disseram que era apenas uma crise de Ansiedade. Ele, que lida diariamente de forma tão eficaz com situações de alta pressão, iria sucumbir a esta coisa de fracos que é a Ansiedade? De certeza que os médicos se tinham enganado! O que é certo é que aquele calmante que fez na urgência resolveu os seus sintomas. Uns dias depois, acordou a meio da noite com os mesmos sintomas, e pensou: «é desta que me vai acontecer alguma coisa». Vai a outra urgência, repete todos os exames e, mais uma vez os médicos lhe dizem: «é Ansiedade», acrescentando ainda, «isto é o que chamamos de ataques de pânico».

Este é um exemplo típico da forma como se apresenta uma Perturbação de Pânico. Trata-se de uma perturbação psiquiátrica muito frequente, que ocorre sobretudo em adultos jovens, entre os 20 e os 45 anos, sendo mais frequente no sexo feminino (duas a três vezes mais). Estudos epidemiológicos, feitos em vários países, indicam que entre 1,5 a 3,5 % das pessoas desenvolvem esta doença ao longo da sua vida[35].

A principal característica é a ocorrência, repetida, pelo menos durante um mês, de ataques de pânico inesperados em que não existe um ativador situacional, isto é, algo que justifique esta reação emocional. A estes episódios associa-se o medo e a preocupação intensa relativos à possibilidade de novos ataques de pânico ou das suas consequências («vou-me sentir assim outra vez?... Onde?... E se for à frente de toda a gente?»). Podem também ocorrer mudanças significativas no comportamento, que têm como objetivo prevenir futuros episódios, tais como evitar situações sociais ou espaços públicos. Em última análise, estes mecanismos de evitamento, são ineficazes e até prejudiciais, porque, por definição, os ataques de pânico ocorrem de forma inesperada, sem que exista um estímulo propriamente dito.

No pânico, existe uma vivência de um estado de alerta – uma ativação extrema do sistema de alarme – em situações quotidianas inofensivas ou mesmo na ausência de qualquer estímulo externo. Esta resposta desadequada leva a que se interpretem estes sintomas de forma irracional ou catastrófica, tal como pensar que não se consegue respirar, (quando o habitual é o oposto – hiperventilar e, portanto, respirar demais), que se vai morrer (não se morre de ataques de pânico) ou que se está "a ficar maluco".

Quando as pessoas dizem «estou em pânico», normalmente e felizmente, não estão a ter um ataque de pânico. Provavelmente, também o leitor já o disse em certas ocasiões, por exemplo, perante um exame difícil ou numa situação em que o prazo de entrega de um trabalho começa a ficar apertado. Presumo que até tenha sentido os sintomas daquilo que é considerado "Ansiedade normal", uma resposta adaptativa que nos permite ser mais eficazes. Mas, garanto, que não é aquilo que os doentes com uma Perturbação de Pânico sentem... Muitos dos meus pacientes descrevem os ataques de pânico como uma das piores e mais assustadoras experiências que tiveram na sua vida!

A banalização da palavra pânico, que penso estar associada aos altos níveis de exigência e pressão da sociedade atual, pode levar à incompreensão desta doença psiquiátrica, tal como o aconteceu com o Pedro, que não conseguia entender (e aceitar) como podia estar a sofrer de uma perturbação de Ansiedade quando estava tão habituado a lidar com o *stress*.

Mas o que é, exatamente, um ataque de pânico?

Na seguinte lista, esquematizo a definição, de acordo com o consenso mais atual da Associação Americana de Psiquiatria – que é o mais comumente utilizado por Psiquiatras de todo o mundo.

Ataque de Pânico, de acordo com os critérios da DSM-5[36]

Período abrupto de medo ou desconforto intensos, que atingem um pico em minutos e que, durante o qual, ocorrem, pelo menos, quatro dos seguintes sintomas:

- Palpitações, batimento cardíaco irregular ou acelerado
- Sudorese (suar excessivamente)
- Tremores
- Sensação de falta de ar
- Sensação de asfixia (sufoco)
- Dor ou desconforto no peito
- Náuseas ou mal-estar abdominal
- Sensação de tontura, de desequilíbrio, de "cabeça leve" ou de desmaio
- Sensações de frio ou de calor

- Parestesias (formigueiros ou sensação de entorpecimento)
- Desrealização (sentir que o mundo é irreal) ou despersonalização (sentir-se desligado de si mesmo)
- Medo de perder o controlo ou "de enlouquecer"
- Medo de morrer

Estes sintomas não são atribuíveis aos efeitos fisiológicos de uma substância (como drogas ou medicamentos) ou a outra condição médica (por exemplo, hipertiroidismo, doenças cardiopulmonares).

A maioria dos ataques de pânico dura entre 5 a 20 minutos, chegando rapidamente a uma intensidade máxima e remite, espontaneamente, também de forma rápida. Porém, certas pessoas têm episódios mais prolongados, por vezes, durando mais de uma hora e que podem precisar de medicação para a sua reversão. Claro que a noção do tempo é muito subjetiva nestes casos. Dez minutos de sintomas de pânico podem parecer horas sem fim (sobretudo quando surgem os pensamentos catastróficos, como "vou morrer" ou "perdi o controlo")!

A frequência dos ataques de pânico é altamente variável. É possível ter um único episódio e nunca mais acontecer. Algumas pessoas têm crises uma ou duas vezes por mês, outras têm-nas várias vezes por semana e, nos casos mais graves, podem acontecer várias vezes ao dia (algo extremamente cansativo e desgastante).

Embora os ataques de pânico sejam assustadores, eles não são perigosos. A probabilidade de uma destas crises causar algum dano físico é praticamente nula.

Um deus travesso da Grécia Antiga

Algo que poucos sabem é de onde surge a palavra pânico. Incrivelmente, fala-se deste assunto desde a Grécia Antiga! É uma das figuras mais conhecidas da mitologia grega que dá origem a este nome: o deus Pã (o deus dos bosques, dos campos, dos rebanhos e dos pastores). As lendas dizem que Pã vivia nos trechos solitários que separavam as cidades-estado gregas e que era travesso, sobretudo quando alguém ousava interromper uma das suas sestas. Uma das suas diversões favoritas era assustar os viajantes que se aventuravam pelos seus territórios. Pã ficava à espreita, escondido no mato, à espera das suas vítimas e, quando um viajante passava perto do seu esconderijo, começava a tormenta. Uivava nas trevas, remexia nos arbustos, criando uma sensação de apreensão e temor no pobre viajante. Então, quando este começava a correr, fugindo do cenário assustador, o matreiro do Pã, conhecedor dos caminhos dos bosques, encurralava-o mais à frente, aguardando-o na próxima curva escura do caminho. E lá voltava ele, aos seus gritos, barulhos, induzindo terror na mente do viajante. Por esta altura, já a pobre vítima estaria ofegante, com o coração nas mãos e num estado de alerta tal que, o som dos seus próprios passos na quietude da floresta, iria ser confundido com os cascos de um terrível animal selvagem que o perseguia. Mais um farfalhar dos arbustos, mais um uivo assustador e o viajante fugia a sete pés, o mais rápido que conseguia para fora da floresta escura e estreita. Assim fazia Pã para manter os intrusos humanos fora do seu reino e... como castigo a quem lhe interrompia a sesta! É deste mito que surge o termo pânico.

Mas ter um ataque de pânico significa ter uma Perturbação de Pânico?

Ter um ataque de pânico não significa sempre que haja uma Perturbação de Pânico. Os ataques de pânico podem ocorrer em pessoas sem qualquer doença em alturas de elevado *stress*, podem ocorrer no contexto de determinadas fobias (por exemplo, o medo de falar em público pode desencadear um ataque de pânico), ou em situações de abuso de substâncias (cannabis ou cocaína, são exemplos, mas também das mais simples, como excesso de cafeína ou de bebidas estimulantes). Certas doenças "físicas" podem apresentar-se com sintomas muito sobreponíveis a ataques de pânico, como a asma, determinadas arritmias cardíacas, problemas de tiroide, anemias ou, até mesmo, episódios de tensão baixa. Daí ser tão importante fazer um bom diagnóstico diferencial.

Se tiver um ataque de pânico (ou vários), é natural que o médico queira saber detalhes do seu historial de saúde, faça uma observação física cuidadosa e, se se justificarem, exames complementares – como análises ou um eletrocardiograma.

A Perturbação de Pânico diagnostica-se quando existem ataques de pânico inesperados e repetidos, ao longo de pelo menos um mês, sem que outras causas expliquem os sintomas (como aquelas que lhe descrevi acima). Para além das crises agudas, os pacientes com Perturbação de Pânico sofrem com o temor e a preocupação da possibilidade de futuros ataques. Isto leva, frequentemente, a alterações das suas rotinas, que os doentes esperam ser eficazes para evitar os ataques, mas que normalmente dão origem ao efeito oposto, ou seja, ao agravamento da situação, o que pode ser altamente desmoralizante, motivando desânimo ou vergonha por não conseguirem realizar rotinas normais (como ir à escola, ao trabalho, ao supermercado ou mesmo conduzir).

Uma das complicações da Perturbação de Pânico, especialmente quando se "deixa andar", é o aparecimento de outra doença psiquiátrica sobreposta, chamada Agorafobia. Esta é um tipo de fobia (no próximo capítulo irei focar as fobias em mais detalhe) que se caracteriza pelo evitamento de situações e sítios onde a pessoa se sente insegura ou das quais julga ser difícil escapar (são exemplos típicos: espaços abertos muito movimentados, centros comerciais, pontes ou engarrafamentos de trânsito). Quando se sofre de agorafobia, para além dos ataques de pânico inesperados, podem surgir uns outros, devido à exposição a situações ou sítios que sejam considerados ameaçadores – ataques de pânico situacionais. Se se chegar a um extremo, o único local em que a pessoa se vai sentir segura é na sua própria casa. Poderá imaginar as consequências negativas que daqui advêm?

A Agorafobia normalmente acontece porque nós, naturalmente, procuramos que haja sentido nas coisas que nos acontecem. Ora, na Perturbação de Pânico, os ataques surgem de forma inesperada, completamente desprovidos de sentido. A nossa mente não aceita isto muito bem e começa a pensar coisas do género: «isto foi porque estava muita gente no supermercado» ou «quem é que não fica em pânico a atravessar esta ponte?». Estas associações podem parecer lógicas e então começamos a evitar tudo aquilo que o nosso cérebro imaginou poder estar na base dos ataques de pânico. Mas repare na escolha da palavra "imaginou", porque, na realidade, estas associações estão erradas. Não foi o supermercado ou a ponte que o puseram naquele estado, foi mesmo o cérebro que o enganou! Preocupar-se com o que lhe pode provocar um ataque de pânico, ativa o sistema de alarme ainda mais... e tudo se complica.

O que causa a Perturbação de Pânico?

Tendo em conta que já vimos que nem supermercados, nem pontes provocam ataques de pânico, o que os despoleta, então?

Os mecanismos fisiológicos que estão na base da Perturbação de Pânico são bastante complexos, envolvendo a nossa magnifica interface corpo-mente. Muitas vezes, tento explicá-los aos meus pacientes, usando a seguinte analogia: imagine que o seu corpo é uma casa e que, para torná-la mais segura, decidiu instalar um sistema de alarme. Este deve ficar ativo (e fazer uma barulheira) se entrar um ladrão em casa. Ora, o nosso corpo vem, de origem, com um sistema de alarme pronto a disparar quando deteta ameaças, o que é extremamente útil. Suponha que entrava alguém por esta porta com uma arma ou que um urso invadia agora o consultório. O sistema de alarme iria fazer o coração e o pulmão funcionarem mais do que o habitual, para preencher de sangue e de oxigénio os músculos – fazendo-o uma pessoa mais forte. A mente iria desligar de tudo o que não fosse relacionado com ameaça – poupando recursos e focando a atenção no perigo. A ativação deste "modo de luta ou fuga", iria aumentar-lhe as hipóteses de sobrevivência. Agora, imagine que o sistema de alarme da casa tem um curto-circuito, que dispara sem qualquer razão. Pense no barulho ensurdecedor do alarme, que se liga sem razão nenhuma e que não consegue desligar quando quer. Efetivamente, é isso que por vezes acontece ao nosso sistema de alarme biológico. Pode não haver qualquer urso, nem ninguém armado, mas o curto-circuito faz com que o corpo pense que sim. Uma vez que não vai lutar, nem fugir do que não existe, a energia acumulada não é utilizada e acaba por existir uma explosão (crise) de ansiedade, ou seja, um ataque de pânico.

Sabemos que a Perturbação de Pânico tem por base esta desregulação do nosso sistema de alarme interno. Estudos de neuroimagem cerebral demonstraram a hiperatividade dos circuitos do medo (que inclui estruturas do nosso cérebro com nomes tão complicados como amígdala, tálamo, hipotálamo ou *locus ceruleus*). Esta hiperatividade ativa vários sistemas corporais, a ativação da glândula suprarrenal liberta para a circulação substâncias químicas que promovem as respostas de alarme, como a noradrenalina e a adrenalina, e o sistema nervoso vegetativo favorece o simpático em detrimento do parassimpático.

Há determinados fatores que parecem aumentar as hipóteses de vir a ter uma Perturbação de Pânico. Mais uma vez, o risco é muito maior se tiver um familiar de primeiro grau com esta doença, porque a genética é tramada! No entanto, como em quase todas as doenças psiquiátricas, o que se passa à sua volta e consigo é muito importante. Cerca de 80 % dos pacientes relatam ter sofrido eventos negativos relevantes nas suas vidas antes do primeiro ataque de pânico. Também aqueles que estão numa situação de *stress* crónico, tal como o Pedro na sua constante azáfama, parecem estar em maior risco.

Existem determinadas características individuais que conferem vulnerabilidade para esta perturbação psiquiátrica. Por exemplo, pessoas com maior tendência em interpretar situações de forma mais negativa ou catastrófica, mais perfeccionistas, mais rígidas na sua forma de ver o mundo, têm grande probabilidade em desenvolver esta perturbação. O mesmo se passa em quem tem uma maior tendência em interpretar exageradamente os sintomas físicos. Se ficar muito atento à forma como o seu coração está a bater, o normal é o seu ritmo cardíaco acelerar. Se pensar «minha nossa, está a bater demais, devo ter algum problema cardíaco», o mais provável é que devido à Ansiedade que este pensamento provoca, ele ainda fique mais acelerado e outros sintomas físicos como suores, tremores apareçam. Por outro lado, se não ligar muito e se distrair, irá acabar por relaxar e, consequentemente, o ritmo cardíaco voltará ao seu estado normal. É nisto que se baseiam algumas estratégias psicológicas utilizadas em pacientes com Perturbação de Pânico. De facto, as boas notícias são que estas características de vulnerabilidade psicológica podem ser trabalhadas e treinadas, de várias formas, para minimizar os seus efeitos deletérios. O nosso cérebro é, maravilhosamente, neuroplástico!

Outra característica individual, mais inata, está relacionada com o nosso temperamento, a parte "biológica" da nossa personalidade. Certas pessoas nascem mais ansiosas do que outras, simplesmente pelo que está escrito nos seus genes. Todos temos o nosso ponto basal (o nosso *benchmark*) de reação a ameaças. Se for uma pessoa naturalmente mais ansiosa, é obrigatório compensar com mais momentos de relaxamento, desporto, meditação ou lazer – aquilo a que chamamos de estratégias de gestão de *stress*.

Se quiser aprofundar ainda mais sobre os aspetos neurobiológicos desta doença, o artigo *A neurobiologia do pânico*[37], escrito pelo Psiquiatra americano Andrew Goddard, pode ser um ótimo ponto de partida.

E isto resolve-se?

Felizmente, a Perturbação de Pânico é de ótimo prognóstico. A maioria das pessoas recupera e fica livre destes ataques. Habitualmente, é necessária uma terapêutica apropriada, que pode envolver uma combinação de fármacos, psicoterapia e mudanças de estilo de vida. Mas sobre tratamentos das perturbações de Ansiedade e Depressão irei falar mais à frente.

Se o Pedro decidir pedir ajuda a um profissional de saúde, muito provavelmente, vai resolver o seu problema dos ataques de pânico, recuperando a sua confiança em si mesmo e a sua qualidade de vida. Como parte desse processo, é natural que lhe digam que tem de pensar melhor como gere o tempo e o *stress*. Não somos máquinas, não podemos estar constantemente a funcionar em modo de alta pressão e depois ficar surpreendidos por ficarmos doentes!

3.2.

"PERTO DISSO, NEM PENSAR!" AS FOBIAS ESPECÍFICAS

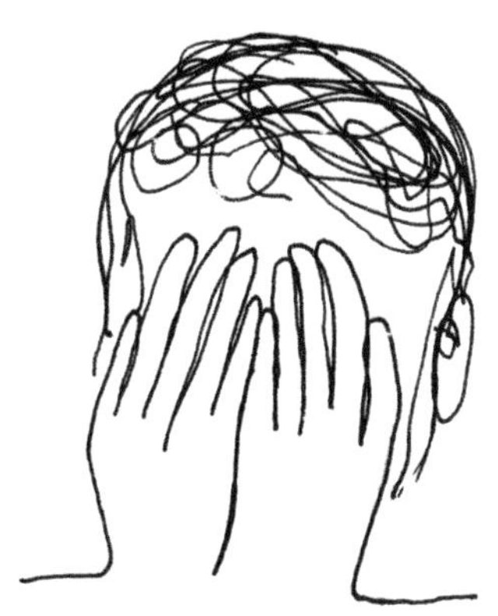

A Maria estava a tomar um café com a Rita. A conversa estava animada e a Rita falou-lhe de um projeto de pintura que estava a desenvolver, convidando a Maria para ir ao seu apartamento ver pelos próprios olhos. Ela adoraria ir ver a arte da amiga, mas só de imaginar ir ao seu apartamento no décimo andar, começou a tremer.

– Gostava muito, mas não sei se consigo. Tu sabes que eu tenho aquela pancada com elevadores...

– Anda lá, vou contigo no elevador. Subir dez andares é que não.

E lá convenceu a sua amiga. No momento em que se aproximaram do prédio, a Maria começou a ficar mais nervosa, a suar em bica, a sentir a boca seca. Ao atravessar a porta da rua, deparou-se com os três elevadores do prédio. A Rita carrega no botão, ouve-se o ruído da maquinaria do ascensor. As portas do elevador abrem-se. A Maria fica imóvel a olhar para o espaço vazio onde teria de entrar. Não percebia a razão deste seu medo, mas sabia que não conseguia evitar pensar que o elevador iria cair quando ela estivesse no interior.

– Não consigo entrar, nem pensar! Desculpa.

E eis aquilo que configura uma fobia específica: medo exagerado, irracional, repetido e incoercível relativo a um objeto ou situação específicos.

Esta reação emocional é altamente desproporcional face ao perigo real que o objeto ou situação colocam. Uma fobia leva a que sempre que um indivíduo seja exposto à circunstância que teme, reaja, de forma quase imediata ou mesmo antecipada, com Ansiedade ou medo. Na maioria das vezes, a pessoa tenta ativamente evitar situações que ativam a fobia, contudo, quando tal não é possível, são enfrentadas com muita aflição.

As fobias específicas são uma das formas mais comuns de doença psiquiátrica. A probabilidade de vir a sofrer de uma destas, ao longo da sua vida, é de 7,4 %, sendo ligeiramente mais frequente em mulheres (perto de 10 %), do que em homens (cerca de 5 %)[38].

Aparentemente, a Maria sofre de uma fobia relacionada com elevadores. Tem medo que o elevador caia, precipitando-a para uma morte precoce no fundo de um assustador e escuro poço. Percebe também que este seu pensamento é estranho, que nunca ouviu falar ou viu qualquer notícia com tal acontecimento.

Decidi fazer uma pequena pesquisa sobre este assunto e coloquei no *Google* a seguinte pergunta: «Qual a probabilidade de um elevador cair?». É incrível ver que, nos resultados da pesquisa, surgem muito menos artigos que tentam responder diretamente a esta pergunta do que aqueles que dão dicas de «como sobreviver a uma queda de elevador»! Talvez o medo da Maria não seja assim tão infrequente.

No meio dos artigos com dicas de sobrevivência, chamou-me a atenção um artigo de 2019, da revista *Insider*[39]. Relata um acidente, em Nova Iorque, envolvendo um homem de 30 anos a entrar na cabina do elevador e, por provável ausência de manutenção, esta descaiu uns metros, esmagando-o entre andares - que história terrível! Afinal, será que a Maria pode ter algum fundamento neste receio... ou não? O artigo continua referindo que, segundo uma companhia de seguros, as probabilidades de um passageiro morrer num elevador são de 1 para 10 milhões. No mesmo artigo, é dito que mais de mil americanos morrem anualmente em acidentes que envolvem escadas (*versus* 27 por elevador) e que é dez vezes mais provável morrer num acidente na sua banheira do que num elevador. Noutro artigo, agora do *Washington Post*[40], aprendi que um elevador tem vários sistemas de segurança, vários conjuntos de cabos, múltiplos tipos de travões, contrapesos e sistemas eletrónicos de verificação. Que a probabilidade de todos os sistemas falharem, levando ao cenário da cabine se precipitar para o fundo do poço, é praticamente zero.

Parece-me suficiente sobre elevadores para demonstrar o que aqui importa (o meu ponto): o medo da Maria é totalmente desproporcional face ao perigo real. O seu medo é puramente irracional e tem consequências! Neste caso, não conseguiu ir a casa da sua amiga, algo que claramente lhe apetecia e, com certeza, seria importante para a relação de amizade. Numa outra altura, talvez tivesse uma oportunidade de emprego num edifício alto ou tivesse de andar num elevador de um hospital para ir a uma consulta. Apesar de, por vezes, algumas fobias serem tão estranhas que até dão vontade de rir, ter uma fobia pode ser uma verdadeira chatice – que prejudica e limita a vida das pessoas – pessoal, profissional ou socialmente.

Existem fobias de tudo: aranhas, cobras, lagartos, aviões, comboios, tempestades, alturas, agulhas, escuro, espaços abertos, espaços fechados, médicos, dentistas, palhaços, estar sozinho, estar com muita gente, casar, ficar solteiro, envelhecer, e por aí fora.

Muitas fobias específicas surgem durante a infância, por volta dos dez anos de idade, embora possam aparecer em qualquer altura. A grande maioria das pessoas com critérios diagnósticos de fobia específica, não procura tratamento para esta situação e a tendência é que o quadro clínico se mantenha inalterado e crónico ao longo da vida.

Quais são as fobias mais comuns?

As **fobias relacionadas com animais** (como por exemplo, insetos ou cães) são as mais frequentes, seguidas das relacionadas com sangue-ferida-procedimentos médicos (como o medo em tirar sangue ou levar uma vacina), das relacionadas com o ambiente (como alturas ou tempestades) e das situacionais (como elevadores ou espaços fechados).

Provavelmente já ouviu falar daquele conhecido de um amigo que tem medo de ir ao dentista. Entre 3 a 4 % da população sofre desta **fobia de tratamentos dentários**, o que pode tornar-se tão grave que vai levar a que quaisquer cuidados dentários sejam evitados!

E conhece alguém que não consegue andar de avião? Que ao chegar ao *check-in* já está pálida, suada e a tremer? Que quando chega à porta de embarque, sente-se tão assustada que tem um ataque de pânico que a impossibilita de entrar no avião? A **fobia de voo** é muito comum, ao ponto de as companhias aéreas desenvolverem programas específicos de tratamento, que envolvem dessensibilização através da aprendizagem de vários aspetos relacionados com a segurança aérea, de técnicas de relaxamento, visitas ao *cockpit*, sessões nos simuladores de voo (onde os pilotos treinam) e, finalmente, voos acompanhados. Em Portugal, existe o programa da TAP chamado *Ganhar Asas*[41], propondo o seguinte mote: «Deixe em terra o medo de voar, porque há um mundo que o quer conhecer».

Uma outra estranha é a **fobia de engasgamento**. Quem sofre desta fobia, está constantemente preocupado com a possibilidade de se engasgar ao engolir, tendo um reflexo automático de vómito exagerado em resposta à Ansiedade enquanto come. Muitas vezes, esta fobia inicia-se após um episódio em que realmente se engasgou.

Um tipo de fobia bastante importante e, de um ponto de vista clínico, altamente incapacitante é a social (também chamada de **Perturbação de Ansiedade Social**). Esta é considerada uma doença à parte das fobias específicas, caracterizada por um medo marcado, persistente e irracional de ser observado ou avaliado negativamente pelos outros, em situações sociais ou em que o seu desempenho é posto à prova. Está associada com sintomas físicos e psíquicos de Ansiedade. Situações temidas (tais como falar com estranhos ou comer em público) são evitadas ou vividas com grande aflição. Irei aprofundar mais este tema no próximo capítulo.

A **Agorafobia** está muitas vezes associada à Perturbação de Pânico, mas pode acontecer de forma autónoma. Alguém que sofre de Agorafobia, tem um medo intenso e irracional de várias situações e sítios em que se sente inseguro ou de onde acha difícil poder escapar. Uma das principais preocupações é ter a ideia de que, nestes contextos, se se sentir mal ou se tiver um ataque de pânico, poderá ser difícil fugir ou ter auxílio disponível. Sendo preciso na sua classificação, esta não é uma fobia específica, uma vez que o que causa este medo extremo são várias circunstâncias e não apenas uma única, específica. A palavra tem as suas raízes na Antiga Grécia. A ágora era um espaço vital das cidades-estado gregas, que servia de ponto de encontro para as várias atividades dos cidadãos – comércio, política, socialização – correspondendo, no fundo, a uma praça pública. Nos casos mais graves de Agorafobia, os indivíduos podem desenvolver comportamentos de evitamento numa crescente variedade de circunstâncias, que lhes limita a vida: em espaços abertos muito movimentados (imagine uma praça pública de uma grande cidade), em espaços fechados (por exemplo: no supermercado, no elevador ou numa sala de formação sem janelas), em transportes públicos, em pontes, túneis ou engarrafamentos de trânsito, em espaços culturais, na escola ou na faculdade. Poderá chegar ao ponto em que o único sítio em que o indivíduo se sente seguro é na sua própria casa, mas ainda pode ser pior! Em situações extremas, só se sente seguro em casa e se estiver acompanhado. Trata-se de algo muito grave e que exige acompanhamento especializado.

O que causa uma fobia?

É uma boa questão e, em grande parte, não sabemos a totalidade da resposta a esta pergunta. Parecem existir vários fatores que entram em jogo e que nos levam a poder desenvolver uma fobia específica[42].

Uma das teorias diz que as fobias são medos normais da infância que persistem na vida adulta. O mais natural é ter passado por vários medos durante a sua infância (como do escuro, de fantasmas, de barulhos ou de ladrões). Estes vários medos por que passamos durante o nosso desenvolvimento até à idade adulta são perfeitamente normais e, na maioria dos casos, passageiros. Poderá dar-se o caso de certos medos, por razões incertas, persistirem até à idade adulta.

Existe também uma carga genética, que nos pode predispor ao desenvolvimento de perturbações de Ansiedade e, nomeadamente, fobias. Pensa-se que o condicionamento do medo pode depender em até 40 % de fatores hereditários. É extremamente comum, alguém com uma fobia grave ter familiares de primeiro grau também com fobias específicas.

Pensa-se que uma parte das fobias pode acontecer por processos de condicionamento. Lembra-se das experiências de Pavlov e do reflexo condicionado? Nestas experiências, o fisiologista Russo conseguiu que os cães salivassem apenas ao ouvir uma campainha, mesmo antes de surgir o prato com a comida, aquilo a que se chama reflexo condicionado. Parece que as fobias também estarão relacionadas com estes processos de aprendizagem. Por exemplo, a seguir a passar por um grande susto, como ser mordido por um cão, o cérebro poderá ligar todo o tipo de cães ao risco de se magoar, ignorando quaisquer outras informações que lhe indiquem que a maioria desses animais, quando bem tratados e treinados, não mordem ninguém. O mesmo se passa com o que observamos nos outros. Se uma criança vir que os pais têm um medo incontrolável de trovoadas, correndo para debaixo da mesa sempre que troveja no exterior, embora não perceba a lógica ou o porquê do medo, ficará condicionada para desenvolver o mesmo tipo de comportamento face ao mesmo estímulo (ficar com medo, esconder-se, sempre que há uma tempestade).

Parecem também existir alterações no funcionamento do nosso cérebro, associadas às fobias, nomeadamente, uma hiperatividade de base dos sistemas de alarme, como a amígdala cerebral e uma possível redução do funcionamento de certas áreas do córtex pré-frontal – o que pode explicar a irracionalidade do medo, pois trata-se de uma área do cérebro onde são processadas as questões de lógica.

É possível resolver uma fobia?

Sim, é perfeitamente possível.

Antes de tudo, é preciso perceber se é mesmo uma fobia específica ou se há algo mais. Por vezes, certas fobias podem ser uma manifestação no contexto de uma Perturbação de Pânico ou ocorrer em situações de Perturbação Obsessivo-Compulsiva. Nestes casos, é necessário tratar a perturbação de base. Outras vezes, uma fobia específica pode complicar-se com um quadro de Depressão, dado que muitos doentes apenas procuram tratamento de longa data quando, devido às limitações e frustrações da própria fobia, desenvolvem sintomas depressivos. Nesta situação, é importante tratar as duas situações ao mesmo tempo.

O tratamento das fobias específicas é feito sobretudo através de técnicas de psicoterapia, que envolvem a exposição progressiva ao estímulo e reestruturação cognitiva. A ideia passa por alterar o reflexo irracional de que certo estímulo pode ser perigoso e que tem de ser evitado a todo o custo. No fundo, tentando sobrepor um novo processo de aprendizagem ao mais antigo, habituando o cérebro a pensar que «isto é capaz de não ser assim tão mau!».

Seria bom que a Maria decidisse marcar uma consulta com um psicólogo experiente no tratamento de fobias. Poderia ser que, passado algum tempo, já conseguisse andar de elevador, ganhando alguns graus de liberdade na sua vida e a possibilidade de escolhas baseadas naquilo que lhe apetecesse fazer.

3.3.

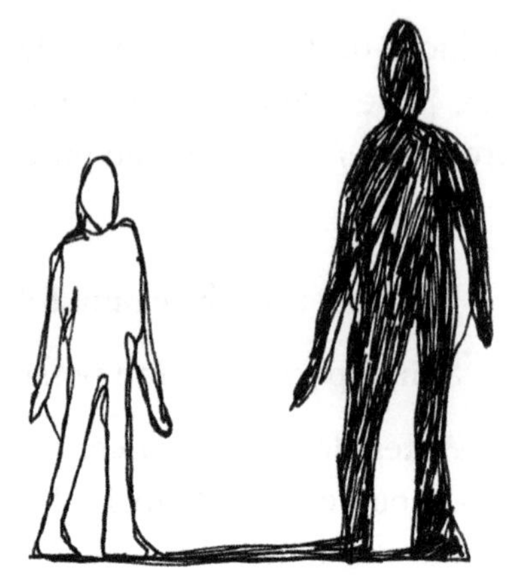

"O QUE É QUE VÃO PENSAR SOBRE MIM?" A FOBIA SOCIAL

Hoje é um dia particularmente difícil para o Nuno. De manhã, tem uma apresentação para fazer na faculdade, à tarde, uma consulta de rotina com o seu Médico de Família. E, para complicar ainda mais, tem um jantar de aniversário de uma amiga de infância.

As pessoas não imaginam o quanto lhe é difícil fazer estas atividades. Semanas antes da apresentação, começa a imaginar que vai fazer má figura – «de certeza que vou meter os pés pelas mãos» –, que todos os seus colegas irão notar e que isto o vai envergonhar para todo o sempre. Em todas as situações em que tem de falar em público, o Nuno sente Ansiedade, o seu intestino fica desregulado, a voz parece tremer. Tanto faz o tempo que se preparou, se domina a matéria ou o facto de ter ensaiado previamente... «Só tenho vontade de fugir!»

Ir ao médico também não é fácil. Primeiro, há que falar com o senhor do secretariado, que sente que o julga, achando com certeza que um rapaz de 20 anos deveria ter mais com que se entreter do que ir ao centro de saúde. Depois, há o doutor, até é simpático, mas faz perguntas a mais. O Nuno, normalmente, já se sente desconfortável a falar de si mesmo, mas ir pedir ajuda para o seu problema de Ansiedade deixa-o, totalmente, embaraçado – «ele deve achar que eu sou uma pessoa totalmente fraca».

Mas o jantar é que vai ser terrível. Um jantar de grupo, com imensas pessoas que não conhece bem e, ainda por cima, a amiga já lhe disse que ficaria zangada se ele se "baldasse" a mais uma das suas festas. Lembra-se bem do que a Susana lhe disse:

– Nuno, tu és um dos meus melhores amigos, mas já estou farta desse teu lado antissocial... Assim, nunca mais vais arranjar uma namorada ou fazer novos amigos. E, se fizeres como habitualmente e arranjares uma desculpa esfarrapada em cima da hora, fico mesmo zangada contigo.

A Perturbação de Ansiedade Social, também designada de Fobia Social, é caracterizada por um medo marcado e persistente de ser avaliado negativamente pelos outros. Ocorre nas variadas situações sociais, nomeadamente em interações com outros indivíduos (por exemplo, ao conhecer pessoas desconhecidas ou numa conversa de amigos), em circunstâncias em que possa estar a ser observado (por exemplo, a comer ou a falar ao telefone), ou em alturas em que o desempenho é posto à prova (por exemplo, falar em público ou fazer uma apresentação). São situações evitadas ou vividas com grande aflição – com muitos sintomas de Ansiedade.

Esta doença psiquiátrica afeta aproximadamente 4 % da população[43], parecendo ser mais comum nos países com maior índice de desenvolvimento.

Tipicamente, inicia-se durante a adolescência, mas não é incomum ver o seu aparecimento até aos 40 anos de idade, sendo ligeiramente mais frequente em mulheres. Quanto não tratada, tende a ser crónica e bastante debilitante.

Uma vez que somos uma espécie social, ter uma Perturbação de Ansiedade Social é muitíssimo disruptivo. No quadro abaixo, pode ver alguns dos exemplos mais comuns das situações temidas e imaginar as consequências que o seu evitamento tem na vida de um indivíduo.

Grupo	Exemplos
Interação	conhecer novas pessoas falar em reuniões ou grupos iniciar conversas falar com figuras de autoridade ir a uma festa
Observação	trabalhar, comer ou falar ao telefone enquanto se é observado estar numa sala de aula fazer compras ser visto em público
Desempenho	apresentações discursos atividades desportivas de grupo utilização de casas de banho públicas

tabela 4 - Situações sociais temidas na Perturbação de Ansiedade Social

É comum que a maioria de nós se preocupe com este tipo de situações. Mas, para quem sofre de fobia social, a Ansiedade é extrema, frequentemente antecipada vários dias ou semanas antes da data circunstância temida, levando muitas vezes ao evitamento da mesma. Quando expostos às situações sociais temidas, desencadeiam-se sintomas severos de Ansiedade, físicos e psicológicos. São frequentes as queixas de rubor facial (corar), tremores, boca seca, sudorese, palpitações, pensamentos repetitivos sobre inadequação ou incompetência, hipervigilância em relação ao que se passa no próprio corpo e excessiva atenção focada nas reações dos outros. Estes sintomas podem intensificar-se e gerar um ataque de pânico.

No caso do Nuno, só de imaginar que tem de enfrentar três destas situações no mesmo dia – uma situação de desempenho (a apresentação na faculdade), outra de observação (ir a uma consulta médica), e outra de interação (o jantar de aniversário da amiga) – faz com que fique completamente aterrorizado e desgastado.

Os pacientes com esta doença receiam dizer ou fazer algo que achem que possa vir a ser humilhante ou constrangedor (como corar, suar, tremer, parecer ansioso, chato, estúpido ou incompetente). Nem sempre é viável evitar as situações temidas e, muitas vezes, elas vão ser suportadas com elevada angústia. O que vejo habitualmente nestes pacientes, especialmente quanto mais tempo passa desde início da perturbação, é um prejuízo significativo no seu funcionamento social, académico, ocupacional e pessoal.

Apesar de se iniciar tipicamente na adolescência, as crianças podem sofrer de uma Perturbação de Ansiedade Social. Os mais novos manifestam a sua Ansiedade de maneira um pouco diferente dos adultos. Além de evitar as interações, eles podem estar mais propensos a chorar, a "congelar" ou a ter acessos de raiva. Crianças e adolescentes com esta condição têm muitas dificuldades na participação em sala de aula, em pedir ajuda na escola, em atividades com os colegas (como desportos coletivos ou ir a festas) ou em lidar com os desafios sociais que ocorrem frequentemente nos momentos de interação – e que são importantíssimos para o desenvolvimento da nossa estrutura como pessoa e como parte integrante da sociedade em que vivemos.

O Nuno lembra-se bem do primeiro dia de aulas do 9º ano. A sua família tinha mudado de cidade, e para trás deixava os amigos que conhecia desde a infantil. Ia ter de enfrentar um começo numa nova escola. Os últimos dias das suas férias foram passados num elevado estado de nervos, repetindo até à exaustão pensamentos negativos sobre a sua performance social: «vai ser terrível», «vão achar que sou deficiente», «tenho de pensar antes no que vou dizer se me perguntarem alguma coisa», «como é que eu passo despercebido", «e se começo a suar?». No primeiro dia, entra pelos portões da escola, acompanhado de centenas de desconhecidos, colegas, professores e auxiliares. Evita os olhares, e coloca os seus auriculares (mesmo sem estar a ouvir música), na esperança que ninguém notasse nele. Tudo parece ameaçador e, no pátio, sente que todos o estão a julgar. À porta da sala, agrupa-se a turma, as pessoas vão metendo conversa umas com as outras, falando de coisas básicas como as férias ou tentando perceber quem são os novos colegas. O Nuno sente a barriga a mexer, a fazer barulhos, «que todos devem conseguir ouvir». Começa a focar-se no que se passa dentro de si, as mãos e as axilas começam a ficar suados, e a cabeça fica mais leve. Um colega vem ter com ele, apresenta-se e pergunta «tudo bem?». Dentro da sua cabeça surgem pensamentos catastróficos: «já repararam que estou em pânico... claro que não está tudo bem! Vão gozar comigo o resto do ano». O colega ainda espera mais um pouco, mas perante a ausência da sua resposta e o baixar de olhos, acaba por ir ter com o outro grupo que fala animadamente.

Provavelmente, passou por antipático, ou então o outro colega nem ligou muito à situação. Mas o círculo da Ansiedade social voltou a dar mais uma volta: primeiro, o medo antecipatório da situação, por achar que não se está à altura; depois, os sintomas de Ansiedade e um excesso de atenção nos processos fisiológicos (suores, barriga, coração); seguem-se os comportamentos de evitamento (não estabelecer contacto visual, não falar); por fim, a situação social fica bem complicada, acabando por reforçar a ideia prévia que tinha de si – «sou incapaz, incompetente, desajustado». Foi um ano complicado para o Nuno, com muitas dificuldades de integração e, consequente, quebra de rendimento académico. Seria bom ter tido ajuda especializada logo nessa altura.

A Perturbação de Ansiedade Social é uma situação muito incapacitante, que restringe a liberdade de se ser espontâneo, autêntico e de estabelecer relações de qualidade com os outros. Como refere o Psiquiatra Diogo Telles Correia[44], «a liberdade passa pelas nossas escolhas: nós escolhemos estar entre aqueles que nos fazem crescer. Assim, é essencial para o nosso bem-estar mental que não se fuja do outro, mas que com ele se estabeleçam relações saudáveis, que nos possam fortalecer e ajudar a ser no mundo».

Introversão não tem nada a ver com fobia social

Ser mais ou menos introvertido (ou extrovertido) é uma característica da nossa personalidade altamente influenciada por aspetos biológicos – como a nossa herança genética.

As pessoas introvertidas focam-se mais nos aspetos internos do próprio, nos seus pensamentos e introspeções. A nível energético, recarregam a sua energia em momentos em que estão sozinhos, lidando perfeitamente bem (e até apreciando) a solidão. São, habitualmente, muito atentos ao que se passa dentro de si, mas também aos outros à sua volta. Preferem atividades sociais com um número mais reduzido de pessoas e, normalmente, não chamam a atenção para eles próprios, valorizando a sua privacidade. Tendencialmente, falam menos, mas são ótimos ouvintes, apreciando conversas profundas em ambientes íntimos. Gostam de se concentrar numa tarefa de cada vez e tomam decisões de forma ponderada. Uma pessoa introvertida, normalmente, não se sente muito confortável em situações de conflito.

Os indivíduos extrovertidos têm um foco maior no exterior do que no seu meio interno. Sentem-se energizados pelos outros e pelo convívio social. São mais faladores e expressivos, tendo facilidade na interação com grupos maiores de pessoas. Tomam decisões, por vezes, mais impulsivas e baseadas "no calor do momento". Estão, por regra, mais confortáveis com o conflito do que com a solidão.

Existe um espectro de introversão-extroversão, uma dimensão em que num extremo está a pessoa 100 % introvertida e no outro a 100 %

extrovertida. A grande maioria de nós está, algures, entre estes dois pontos. Em termos gerais, cerca de um terço da população tem traços mais marcados de introversão, outro terço tem características intensas de extroversão e os restantes estão algures no meio.

A introversão não é a mesma coisa que a timidez. A timidez é o receio da reprovação social e da humilhação, enquanto a introversão é dirigir a atenção para dentro. A timidez é inerentemente dolorosa; o mesmo não se passa com a introversão. Muitas vezes, confundem-se as duas coisas, porque os tímidos voltam-se para dentro, em parte como fuga à ansiedade que o "estar com os outros" lhes provoca. O introvertido não foge dos outros, simplesmente aprecia os momentos de solidão, em que se centra nos seus pensamentos, recupera a energia, e escolhe estar consigo mesmo.

A escritora norte americana Susan Cain investigou a fundo a questão da introversão, tendo publicado os resultados da sua pesquisa num livro muito interessante intitulado: *Silêncio – O poder dos introvertidos num mundo que não para de falar*[45]. Neste, faz uma desconstrução do "ideal extrovertido", tão presente nas sociedades ocidentais, refletindo sobre as vantagens e desvantagens de ser introvertido (ou extrovertido).

Muitas vezes, na minha prática clínica, deparo-me com introvertidos que acham que há algo de errado – porque todos falam mais que eles, porque todos gostam de festas, porque estar em multidões é que é bom, porque não tem qualquer prazer em ser o centro das atenções. São vítimas deste "ideal extrovertido", tão difundido pelos media ocidentais, e da sua mensagem enviesada sobre o que é ser alguém bem-sucedido – "a alma da festa", a "estrela da negociação" ou "o grande comunicador". Contudo, não podia ser mais incorreto e leva a sofrimento desnecessário. O sucesso pessoal ocorre de uma forma proporcional ao autoconhecimento e à prática daquilo que nos leva ao bem-estar. Isto inclui aceitarmo-nos, quer sejamos introvertidos ou extrovertidos, assim como termos capacidade de crescer e aprender – connosco e com os outros.

Ser introvertido não é problema nenhum! Ser introvertido não é sofrer de fobia social ou estar deprimido (como muitas vezes é sugerido por familiares ou amigos preocupados). Se gosta de estar na sua casa, descontraidamente, a apreciar um livro, uma música, um copo de vinho, ou até mesmo, os seus próprios pensamentos, em vez de ir a uma festa ou a um evento social, não há indícios de qualquer perturbação ou doença. É simplesmente um traço da sua personalidade, a que chamamos introversão.

O que está na base da Perturbação de Ansiedade Social?

De um ponto de vista evolutivo, tem sido proposto que todos os primatas tenham uma predisposição para adquirir medos e fobias, o que poderá ter conferido uma vantagem evolutiva, permitindo às espécies melhorar as suas hipóteses de sobrevivência. Saber a priori que devemos entrar em modo alerta quando vemos uma cobra, evitando a proximidade e uma eventual "mordidela venenosa", é uma vantagem relativamente a outros animais que não possuem essa capacidade. Os seres humanos estão biologicamente preparados para recear expressões de raiva, ameaça ou rejeição, bem como o escrutínio ou avaliação dos outros[46].

Nos indivíduos com fobia social, parecem existir alterações biológicas no funcionamento de determinadas áreas do cérebro relacionadas com o medo e a Ansiedade (como a amígdala, o hipocampo e o córtex pré-frontal). Os circuitos e áreas cerebrais que gerem o medo são hiper-reativos a estímulos sociais, provocando sintomas de Ansiedade com frequência e intensidade. Se quiser aprofundar mais este tema, aconselho o artigo de revisão, publicado pelo Psiquiatra Sul-Africano Dan J. Stein, intitulado: *Social anxiety disorder and the psychobiology of self-consciousness*[47].

Não há dúvida de que existem predisposições biológicas e genéticas para a Perturbação de Ansiedade Social. Ter familiares de primeiro grau com esta perturbação aumenta o risco desta doença. Tal não acontece apenas pela transmissão de determinados genes de risco, mas também pelo ambiente precoce em que nos desenvolvemos e aprendizagens que fazemos com os outros. As crianças aprendem com os pais (e outros adultos que lhes são próximos) a forma como se processam as interações entre pessoas. Estilos parentais dominados pela superproteção dos filhos – limitando o desenvolvimento da sua autonomia – ou, pelo contrário, pela frequente rejeição e desvalorização da criança, estão associados a maior risco de fobia social[48].

Se uma criança observar um adulto de referência, como o seu pai ou a sua mãe, a reagir a situações sociais com medo ou evitamento, irá aprender a interpretar os mesmos contextos como ameaçadores, levando à inibição das suas respostas sociais – ou seja, à timidez. Isto é um fator que irá limitar o desenvolvimento dessa criança. O ser humano é inerentemente social, uma grande parte do nosso processo de crescimento é feito com base nas interações com os outros. Há mais de 400 anos, o poeta inglês John Donne dizia-nos: «Nenhum homem é uma ilha, isolado em si mesmo; todos são parte do continente, uma parte de um todo». Quando se sofre de uma Perturbação de Ansiedade Social fica-se numa ilha perdida, isolada, distante e triste.

Um fator de risco que pode ser observado, precocemente, na infância é algo a que chamamos "inibição comportamental". Este caracteriza-se pela elevada sensibilidade de uma criança a estímulos sensoriais (como auditivos ou visuais) e a situações novas (como uma pessoa estranha), levando a uma resposta exagerada do sistema nervoso autónomo (que, entre outras coisas, controla a libertação de suor, a frequência cardíaca ou os movimentos intestinais). A sensibilidade exagerada, com elevada resposta nervosa, leva a que as situações novas e mais estimulantes sejam associadas a algo aversivo. O resultado é a inibição, a redução dos comportamentos de exploração essenciais na criança e a timidez excessiva.

Certas experiências adversas podem também promover o aparecimento desta perturbação. É o caso de situações em que o indivíduo é criticado, humilhado ou diminuído pelos outros – o exemplo paradigmático é o *bullying*. Quanto mais a pessoa se isola e menos apoio existir, maior a sensação de ineficácia e incompetência perante as situações sociais.

Na Perturbação de Ansiedade Social, os mecanismos psicológicos que estes pacientes desenvolvem são muito relevantes para a compreensão e tratamento desta condição. Sabemos que existe o desenvolvimento de crenças negativas em relação a si – «eu sou insuficiente, incapaz, incompetente» – e aos outros – «vão humilhar-me, não me vão aceitar, são todos melhores do que eu». Estas crenças são reforçadas pelo desenvolvimento de distorções cognitivas, ou seja, formas enviesadas de pensar, que reforçam as crenças negativas. Abaixo dou alguns exemplos destas distorções cognitivas:

Perfeccionismo	Estabelecer metas irrealistas ou excessivas para as situações sociais, sentindo-se como um fracasso por não as atingir ou exceder.
Tudo ou nada	Ver as interações a preto ou branco. Mesmo que, no geral, tenha corrido bem, se houver um pormenor menos bom, leva à insatisfação com o seu desempenho – passou a ficar tudo negro.
Leitura de mente	Assumir que as pessoas estão a responder de forma negativa, sem que haja qualquer evidência clara ou sem sequer tentar perceber o que os outros estão realmente a pensar.
Desvalorizar o positivo	Minimizar ou esquecer as experiências sociais positivas, focando-se apenas nos momentos de constrangimento ou desconforto.
Procurar a falha	Focar as mais ínfimas falhas na interação social, apesar dos muitos aspetos positivos que possam estar presentes.
Generalização	Interpretar um evento negativo, mesmo que raro ou isolado, como representante de um padrão frequente.
Raciocínio emocional	Afirmar que sentir algo intensamente é evidência suficiente de que deve ser verdade.
Transformar previsões em factos	Prever que algo vai correr mal e assumir isso como um facto.
Personalização	Presumir que o comportamento de outra pessoa foi causado por algo que o indivíduo disse ou fez.
Idealizar os outros	Achar que os outros não têm fraquezas, quando na verdade todos as temos.

tabela 5 - Distorções cognitivas típicas na Perturbação de Ansiedade Social

Quando alguém se sente inferiorizado relativamente a outros, incompreendido, sozinho, preso aos seus próprios medos ou incompetente na esfera social, é natural que desenvolva determinados comportamentos na tentativa (fútil) de aliviar a Ansiedade e angústia que esses pensamentos geram. São comuns, o evitamento de situações; a passividade e a inibição comportamental (como ficar calado durante todo um evento social); a dificuldade no contacto visual; os pedidos de desculpa excessivos; a procura de reforço externo (perguntas como: «estou a fazer bem?» ou «devo dizer isto?»); as tentativas de disfarçar o mal-estar (como usar maquilhagem excessiva para não se notar que está a corar ou manter-se com auriculares a fingir que se está a ouvir música para que ninguém meta conversa); o uso de substâncias para lidar com estímulos sociais (como álcool ou calmantes). Estes comportamentos não funcionam e perpetuam ainda mais as crenças negativas e distorções cognitivas já presentes, contribuindo para um ciclo vicioso, que tento representar na imagem seguinte.

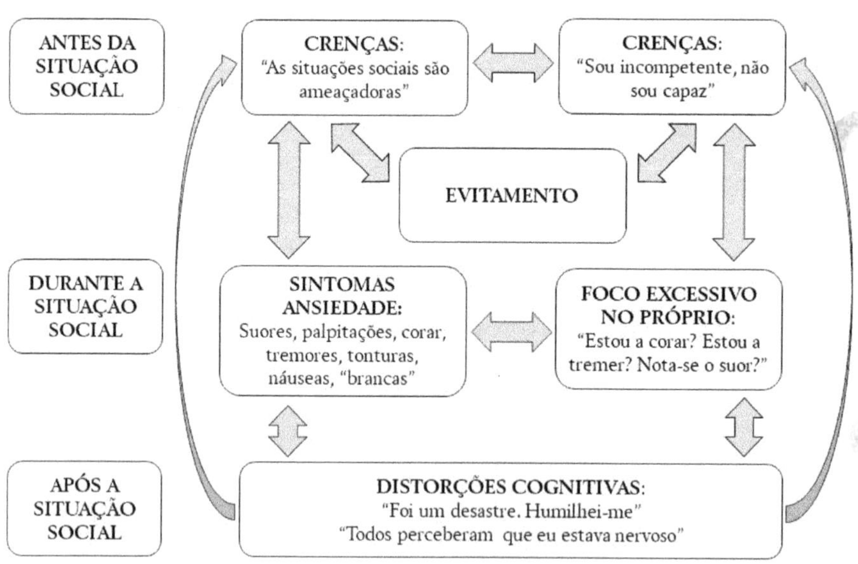

esquema 6 - Ciclo vicioso de crenças negativas e distorções cognitivas

A Perturbação de Ansiedade Social é uma coisa séria

Muitos acham que esta perturbação psiquiátrica é pouco importante, que é apenas timidez em excesso, ou que basta "crescer" para que se resolva. São frequentes os conselhos como «enfrenta os teus medos» ou «é só pensar positivo». Na realidade, são esses os objetivos finais do tratamento, mas dificilmente serão obtidos sem ajuda profissional e uma série de passos intermédios. A meta a atingir é a de conseguir lidar melhor com as situações sociais e alterar as crenças negativas que se tem sobre si próprio.

A Perturbação de Ansiedade Social, na vasta maioria, não desaparece espontaneamente. Tem consequências severas que incluem solidão, baixa autoestima, menor sucesso académico e profissional, maior risco de abuso de substâncias (álcool e drogas), Depressão e, em situações extremas, maior risco de suicídio.

Quando se tem fobia social é difícil fazer (ou manter) amigos e parceiros românticos, fazendo com que se sintam muitas vezes desamparados, impotentes e, desesperadamente sós. Para alguns, pode ser economicamente devastador, porque têm dificuldade em terminar os estudos, em fazer entrevistas para conseguir um emprego e em construir relacionamentos profissionais.

Contudo, não precisa de ser assim!

O Nuno decidiu procurar ajuda, começando pelo Médico de Família. Fez bem, porque nos dias de hoje há muitas opções de tratamento para esta doença psiquiátrica. Quanto mais cedo melhor, pois menos consequências se irão acumular na sua vida. Foi referenciado ao Psiquiatra, que confirmou o diagnóstico e lhe propôs um plano de seguimento que envolveu uma combinação de fármacos e de psicoterapia. Os medicamentos ajudaram no controlo sintomático e na redução da reatividade do sistema de alarme, proporcionando a possibilidade de experienciar as situações que vivia com terror de uma forma mais tranquila, sinalizando o cérebro para reaprender que estas situações não implicam sempre ansiedade e desconforto. Ao mesmo tempo, o psicoterapeuta, através de um trabalho continuado de relação e de desafio às crenças negativas, ajudou-o na transformação das distorções cognitivas e dos comportamentos de evitamento, levando a mudanças profundas na sua forma de se ver a si, aos outros e às situações sociais.

A fobia social pode resolver-se através deste trabalho de equipa entre o paciente, o médico e o psicólogo. Os amigos e os familiares também podem ajudar, de uma forma ativa, promovendo o pedido de ajuda, acompanhando em situações difíceis, tendo paciência para as limitações que ainda possam existir e, sobretudo, mantendo a esperança, a amizade e o amor – coisas que, a todos nós, nos motivam a continuar para o próximo dia e a arriscar na mudança.

3.4.

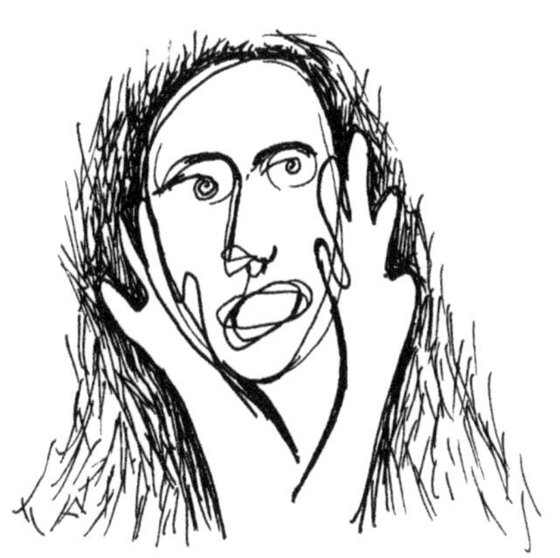

"ESTOU SEMPRE NERVOSO." A PERTURBAÇÃO DE ANSIEDADE GENERALIZADA

Acordo de manhã e sinto-me logo cansada. Centenas de preocupações vêm-me à mente: será que os miúdos estão bem? Que dor é esta que sinto no meu pescoço? Tenho dinheiro suficiente no banco? E se eu não conseguir trabalhar?

Dormi mal, novamente. Custou-me imenso a adormecer... Esta ansiedade já começa a afetar o meu sono. Ou será que é algo mais grave? Li na internet que tumores no cérebro podem provocar insónia. É melhor marcar uma consulta com o médico e pedir-lhe para fazer uma TAC. Levanto-me da cama, mas sinto-me completamente fatigada. Tenho o corpo completamente tenso, sinto a cabeça vazia, e só me apetecia voltar a enroscar-me nos lençóis. O meu marido ainda dorme. Ele não se preocupa com nada, estamos sempre a discutir, por achar que eu estou sempre stressada e que isso afeta as crianças. Mas se não for eu a preocupar-me com as comidas, com os trabalhos, com os horários das atividades, com as idas aos médicos e dentistas, era tudo um regabofe.

No outro dia, teve o desplante de me dizer o seguinte: «Teresa, tu estás insuportável! Achas que é por estares sempre a pensar no que pode correr mal que isso deixa de acontecer!? É mais ao contrário, esse teu stress dá cabo de tudo... dás cabo da tua vida e da dos outros.»

Achei isto terrivelmente injusto, eu só quero o melhor para todos. Claro que me sinto sempre nervosa, por vezes ao ponto de me doer a cabeça e o corpo. Não gosto desta sensação, mas preocupo-me em ter tudo sob controlo, para evitar que coisas más aconteçam às pessoas de quem gosto. É por isso que sou "insuportável"!?

O mundo é um lugar perigoso, não posso desligar ou algo terrível pode acontecer.

A Perturbação de Ansiedade Generalizada é caracterizada por um padrão de preocupação, persistente e excessivo, relacionado com múltiplos e diferentes assuntos. Quem sofre de Ansiedade generalizada está, frequentemente, num estado de antecipação do desastre. As preocupações podem estar relacionadas com a saúde, com o dinheiro, com a família, com o trabalho, ou com qualquer outra coisa. Quem sofre desta patologia psiquiátrica tenta, em vão, controlar tudo o que se passa exteriormente e interiormente, embora não consiga "ter mão" nos seus pensamentos ansiosos. Preocupam-se (muito) mais do que aquilo que seria justificado acerca de certas circunstâncias, muitas vezes, esperando o pior, mesmo quando não há motivo aparente para isso.

Várias pessoas com este diagnóstico dizem ficar intensamente ansiosas só de pensar no dia que têm pela frente. Na maioria, têm consciência de que os seus níveis de ansiedade são excessivos, mas apesar disso, não conseguem controlar o ciclo de preocupação. É-lhes difícil tolerar a incerteza e os imprevistos, o que faz com que muitos façam um esforço extremo para planear ou controlar tudo. Alguns acreditam que esta preocupação excessiva previne que coisas más possam acontecer e, por isso, tornam-se resistentes em mudar o seu padrão de pensamento.

Este estado de alerta constante provoca elevado desgaste, não só psicológico, como físico. Uma resposta de Ansiedade transitória é útil e adaptativa, maximizando as capacidades do nosso corpo e mente. Mas um estado crónico de ansiedade, prolongado e injustificado – a chamada "Ansiedade patológica" – tem várias consequências negativas. Tal como é descrito pela Teresa, os sintomas físicos são a norma nesta perturbação psiquiátrica: fadiga, tensão muscular, cefaleias, entre outros.

Trata-se de uma perturbação muito frequente, afetando 4 % da população a nível mundial, sendo mais frequente no sexo feminino[49]. Tipicamente, começa no início da idade adulta e tende a persistir ao longo do tempo.

A grande maioria dos doentes com este diagnóstico apresenta também comorbilidade psiquiátrica, ou seja, outras doenças mentais associadas. As mais comuns são outra Perturbação de Ansiedade ou uma Depressão *Major*, sendo que esta última é diagnosticada em simultâneo em cerca de metade dos casos.

Ao contrário da Perturbação de Pânico, em que existem episódios ansiosos de grande intensidade, ou das fobias (incluindo a Perturbação de Ansiedade Social) em que determinadas situações ou estímulos são vividos com elevada ansiedade, na Perturbação de Ansiedade Generalizada, a ansiedade é uma constante. Está presente, com maior ou menor oscilação, em todas as ocasiões e situações, na grande maioria dos dias. É uma companheira de viagem desagradável e que não dá tréguas.

A Perturbação de Ansiedade Generalizada leva a elevada disfuncionalidade, tanto a nível pessoal, como profissional ou familiar. A dificuldade que têm em gerir os imprevistos, associada à sua necessidade de controlo, faz com que lhes seja árduo aproveitar situações espontâneas ou de lazer, seja uma viagem ou aproveitar um fim de semana. Na mesma linha de pensamento, arriscar uma mudança de trabalho ou uma nova relação afetiva, revestem-se de grande complexidade. Viver em constante preocupação, a prever o infortúnio, evitando todos os riscos e imprevistos da vida, não é viver... é uma prisão.

A ativação constante do modo de alarme pode provocar ou agravar outras situações de saúde – como hipertensão, diabetes ou patologia músculo-esquelética. A interação com os outros torna-se difícil, e poucas pessoas têm o nível de tolerância – ou a paciência – para aguentar as preocupações constantes que estes pacientes não conseguem evitar. Em casos extremos, mesmo a realização de atividades simples do dia-a-dia, como ir às compras ou levar os miúdos à escola, pode ser impossível.

Mas o que é, exatamente, Perturbação de Ansiedade Generalizada?

Na seguinte lista, esquematizo como se define a Perturbação de Ansiedade Generalizada, de acordo com o consenso mais atual da Associação Americana de Psiquiatria.

Perturbação de Ansiedade Generalizada,
segundo os critérios da DSM-5[50]

Ansiedade e preocupação excessivas (apreensão expectante) que ocorrem em mais de metade dos dias, durante pelo menos seis meses, sobre vários acontecimentos ou atividades (seja trabalho, escola, questões de saúde, vida familiar, entre outros)

A pessoa tem dificuldades em controlar a preocupação

A Ansiedade e preocupação estão associadas a três (ou mais) dos seguintes sintomas:

- Agitação, nervosismo ou tensão interior
- Cansaço fácil
- Dificuldades de concentração ou sensação de "cabeça vazia"
- Irritabilidade
- Tensão muscular
- Perturbações do sono

A Ansiedade, preocupação ou sintomas físicos causam mal-estar significativo ou défice no funcionamento social, ocupacional ou noutras áreas importantes do funcionamento.

Os sintomas não são mais bem explicados por outra perturbação psiquiátrica.

Estes sintomas não são atribuíveis aos efeitos fisiológicos de uma substância (como drogas ou medicamentos) ou a outra condição médica.

Menos de metade das pessoas com este diagnóstico pede ajuda para esta sua situação de saúde. Quando o fazem, geralmente recorrem ao médico pelos sintomas físicos ou pelos sintomas depressivos. Muitos interiorizam que são assim, que esta Ansiedade patológica faz parte de quem são e que não há nada a fazer. Mesmo quando pedem ajuda, esta condição é frequentemente não diagnosticada ou confundida com uma faceta da personalidade.

Sou ansioso ou sofro de Ansiedade?

Esta é uma boa pergunta, que nos introduz a questão da diferença entre aquilo que é a nossa maneira de ser – o nosso carácter e temperamento – e aquilo que é uma doença psiquiátrica.

Sabemos que na Perturbação de Ansiedade Generalizada, tal como noutras perturbações psiquiátricas, a "linha de base" de reatividade e controlo emocional pode fazer a diferença entre vir a ter uma condição clínica ou não. Contribuem para esta base vários fatores constituintes da nossa personalidade.

Cada um de nós tem um conjunto único de características, relativamente estáveis e que nos dão consistência e individualidade – aquilo que designamos de personalidade. Parte dela é fruto das nossas experiências de vida, das relações que temos e da cultura em que nos inserimos. Mas, para além deste componente apreendido, também nascemos com determinadas predisposições, que influenciam a nossa maneira de ser – a nossa pessoa – e que nos podem conferir proteção ou vulnerabilidade para determinadas doenças.

O temperamento refere-se à base biológica da personalidade, nomeadamente qual o tipo de resposta emocional predominante, a tendência do humor e o nível de atividade basal. Estas características surgem cedo, permanecendo relativamente estáveis ao longo da vida, têm um componente hereditário e são baseadas em processos biológicos. O temperamento é descrito como um "traço", em contraposição a um "estado" (cujo sentido de transitoriedade está implícito na própria palavra). A investigação atual defende que o temperamento será um fator importante, embora de compreensão complexa, na expressão, evolução e prognóstico de doenças afetivas (tais como Depressão ou Ansiedade), desde a infância à idade adulta.

Certas pessoas nascem com traços mais marcados de temperamento ansioso, em que existe uma predisposição de personalidade direcionada à preocupação excessiva, hiper-reatividade do sistema nervoso e dificuldades em filtrar os estímulos externos. Todos conhecemos pessoas ansiosas, que são mais "stressadas" do que a média, que têm mais dificuldades em desligar ou relativizar. Isto não implica que tenham uma perturbação de Ansiedade. Até certo ponto, ter alguma ansiedade (e preocupações) pode ser útil ou vantajoso. Talvez seja aquilo que leva a pessoa a estudar mais para um teste, a cumprir determinadas rotinas que podem ser aborrecidas (como ser pontual no trabalho ou marcar um exame médico de rotina), ou mesmo, a investir no relacionamento com os outros (sabe tão bem ter alguém que se preocupa connosco, não é?). Por estranho que pareça, ter uma predisposição para uma quase ausência de ansiedade não é fantástico. Quem não se lembra daquele conhecido que aparenta não ter qualquer preocupação com a vida, mas que ao mesmo tempo é um "baldas", que não trabalha, não estuda, não quer saber dos outros para nada? Não é o amigo, o progenitor ou cônjuge ideal, pois não?

Outras características temperamentais, como a inibição comportamental – vista em crianças que são excessivamente receosas e retraídas quando confrontadas com situações e pessoas novas – ou o neuroticismo, têm sido ligadas à génese das perturbações ansiosas, nomeadamente no caso da Ansiedade generalizada.

Apesar disso, ser ansioso não é o mesmo que sofrer de uma perturbação de Ansiedade. Ser ansioso é um traço, uma característica da nossa personalidade relacionada com a forma como lidamos com estímulos novos e ameaças. Sofrer de uma perturbação de Ansiedade é um estado de doença, em que os sintomas são tão intensos e frequentes que prejudicam e limitam o nosso dia-a-dia, as relações que temos com os outros e a nossa saúde física.

Quais as diferenças entre ser ansioso, neurótico e o neuroticismo?

Anteriormente, as pessoas com Perturbação de Ansiedade Generalizada poderiam ter o rótulo de "neurose de Ansiedade". Esta referência – "uma neurose" ou "ser neurótico" – ainda é bastante utilizada quando falamos sobre Ansiedade, quer por técnicos de saúde mental, mas também pelo grande público.

O termo neurose foi introduzido pelo médico escocês William Cullen, no século XVIII. Referia-se às doenças do sistema nervoso, em que não existiam sinais ou sintomas óbvios de doença física. O que, nesta época, englobava praticamente todas as doenças mentais.

Apesar disso, o termo ficou mais conhecido pela conceção de Sigmund Freud, o fundador do movimento psicanalítico. Nesta teoria, alguém neurótico apresenta determinados conflitos a um nível inconsciente, que lhe conferem insegurança e mal-estar, manifestando-se estes através de sintomas físicos (os chamados sintomas psicossomáticos) ou mentais – um dos mais frequentes é a Ansiedade.

Inegavelmente, existem várias forças que nos levam a sentir e a comportar de determinada maneira. A nossa mente consciente e o nosso inconsciente lutam entre eles pela primazia de quem controla aquilo que fazemos. No caso da Ansiedade, os psicanalistas dizem--nos que existe um conflito entre as pulsões ou os desejos do nosso inconsciente, que são por vezes impulsivos, libidinosos ou de carácter agressivo, e o nosso superego, a parte da nossa mente onde estão instalados os valores morais que aprendemos ao longo da vida. O nosso eu consciente (o ego) está no meio desta batalha, entre os desejos e a moralidade, entre a impulsividade e o controlo. Quando há desejos ou impulsos que a nossa mente considera inapropriados ou indesejáveis, podem entrar em curso mecanismos de defesa para os reprimir, para os colocar num cantinho escondido do nosso cérebro. No entanto, a repressão de emoções e desejos, de forma continua e massificada, tem como efeito secundário provocar ansiedade (e insatisfação).

Idealmente, durante o desenvolvimento individual, encontramos formas de melhorar a comunicação entre as várias áreas do funcionamento mental, reconhecendo e tolerando os conflitos que possam existir. Aprendemos também formas de adaptar os desejos e impulsos menos aceitáveis a aproximações, com as quais nos sentimos tranquilos. Isto tem como resultado a possibilidade de tomarmos decisões de forma mais livre e consciente, assim como sentirmo-nos bem em relação ao que somos e ao que não somos. No entanto, em determinadas situações, este desenvolvimento ideal ou saudável poderá não ser possível, levando a que os conflitos se acumulem, a que os mecanismos de defesa ganhem vida própria e restringindo a capacidade de autonomia da pessoa – o que cria, eventualmente, a "neurose". Não me vou estender mais sobre este assunto, mas se ficou curioso sobre psicanálise e psicoterapia psicanalítica, porque não ler um dos mais considerados psicanalistas portugueses, o Doutor António Coimbra de Matos[51]?

O neuroticismo é algo substancialmente diferente. Trata-se de uma tendência mantida ao longo do tempo, para ficar num estado emocional negativo ou ansioso. Não é uma perturbação, mas um traço de personalidade, muito confundido com uma neurose (que, por sua vez, acaba por ser relacionado com Ansiedade patológica).

Indivíduos com traços de neuroticismo mais intensos, podem ser particularmente sensíveis ao *stress* ambiental. Podem ver as situações quotidianas, que outros podem sentir como triviais, ameaçadoras ou geradoras de elevada tensão, sendo difícil alterar esta sua perspetiva. Estes traços de personalidade também são caracterizados pela interiorização de sentimentos negativos, tornando-as pessoas reservadas ou mesmo tímidas, com dificuldades em exprimir o que sentem.

Tal como a nossa altura, ou a nossa inteligência, também o nosso grau de neuroticismo é biologicamente determinado. Mas não está tudo inscrito na pedra! Se não tivermos uma alimentação adequada ou posturas adequadas, nunca iremos atingir a altura determinada nos nossos genes. O mesmo se passa com a forma como estimulamos o nosso intelecto. Também o neuroticismo é sujeito ao que nos rodeia, às experiências que temos, às respostas dos outros e à maneira como nos adaptamos a esta preposição. Pessoas que têm esta faceta de personalidade devem recordar-se em tratar-se bem, de promoverem o autocuidado e o equilíbrio nas relações com os outros.

Como se gere esta situação?

A Perturbação de Ansiedade Generalizada pode ser motivo de grande sofrimento para o próprio e para as pessoas que o rodeiam. No caso da Teresa, é-lhe, provavelmente, possível imaginar o que este estado de preocupação constante provoca no casamento, na relação com os filhos e, sobretudo, no seu próprio bem-estar. Viver achando que "o mundo é um lugar perigoso", ou que se tem de estar constantemente vigilante, é uma receita infalível para se ficar doente.

Por vezes, os outros têm dificuldades em lidar da melhor maneira. É o caso do marido da Teresa, que tentava expressar não estar a conseguir tolerar a situação. Ao mesmo tempo, recorria à palavra "insuportável", o que levou a que Teresa se sentisse insultada e desvalorizada. A Perturbação de Ansiedade Generalizada exige paciência e tolerância, sobretudo dos próprios pacientes para consigo mesmos.

Nestas situações, estabelecer metas a curto prazo para uma melhoria a longo prazo pode ser uma boa estratégia. Na grande maioria dos casos, as pessoas têm este problema por muito tempo, tendo criado padrões muito enraizados de funcionamento mental e comportamental.

Uma das coisas fundamentais é ajudar na priorização dos problemas, porque, efetivamente, há situações merecedoras de maior preocupação do que outras. Esta ajuda em distinguir o que pode ser considerado mais importante, dentro da preocupação generalizada, faz parte do processo terapêutico.

No caso da Teresa, era importante perceber a razão pela qual não consegue dormir e se sente cansada a toda a hora. Apesar não existir forte indicação médica, a paciente acabou por fazer um exame de imagem cerebral – uma Ressonância Magnética –, essencial para a descansar da ideia de que poderia ter um tumor no cérebro. Após este exame, uma outra avaliação médica completa e alguns testes de sangue, que não detetaram qualquer causa para os seus sintomas, foram cruciais para que o seu médico assistente falasse da hipótese diagnóstica de Perturbação de Ansiedade Generalizada e de como esta situação pode justificar todos os sintomas físicos que apresenta. Existe ainda a ideia de que a mente e o corpo são dois mundos distintos... mas não são! A Ansiedade pode provocar todo o tipo de sintomas.

Após o percurso habitual de consultas em várias especialidades, a Teresa acedeu a marcar uma consulta de Psiquiatria. Com ela, foi estabelecido um plano, com vários níveis de intervenção, gradual, tendo em conta a ansiedade que todas as mudanças lhe poderiam provocar. Voltar a dormir bem é essencial, pois a insónia em si é um fator de risco para o agravamento de perturbações ansiosas e Depressão. A esta paciente foi proposta uma intervenção focada na otimização das regras de higiene de sono, apoiada por medicamentos com o objetivo de regular o sono e controlar a Ansiedade diurna. Este foi apenas o primeiro passo. Uma medicação pode ajudar, especialmente em períodos mais críticos, mas, raramente, faz tudo.

Verificou-se que a Teresa era fumadora, usava os cigarros como uma espécie de pausa para os seus dias agitados. Parar de fumar é uma medida muito positiva, em termos de saúde geral, e nas perturbações de Ansiedade em particular. A nicotina é um produto psicoestimulante que, ao contrário do que muitos dizem, faz tudo menos reduzir a ansiedade (o oposto é que é verdade: agrava a Ansiedade). Numa das seguintes consultas, combinámos organizar um plano de cessação tabágica. Foi esta a porta de entrada para o seguimento da Teresa num processo de psicoterapia, algo que tem uma extrema indicação nestes casos. Entre estratégias para deixar de fumar, foi possível começar a trabalhar outros assuntos, tão importantes como: aprender a delegar tarefas, ser mais simpática consigo mesma (menos auto-exigente), valorizar-se mais como pessoa e desenvolver maior capacidade para lidar com os imprevistos (as coisas fora do controlo).

O trabalho em articulação entre um médico (muitas vezes, psiquiatra) e um psicoterapeuta, é a melhor forma de ajudar as pessoas como a Teresa. Mas este trabalho não é só entre o doente, o psicólogo e o psiquiatra. Os familiares e os amigos também podem ser envolvidos e são uma grande mais-valia. Numa das sessões do seu seguimento, o marido foi convidado a participar, colocou as suas dúvidas, sentiu-se ouvido e envolvido no processo. Com ele na equipa, foi possível ter um elemento em casa, que ajudou a paciente no processo de relativização das preocupações e da delegação de tarefas. O marido da Teresa sentia-se profundamente desvalorizado porque esta «queria sempre tomar conta de tudo». Com o passar do tempo, e a melhoria dos sintomas, com a terapia em curso, a relação entre eles também foi melhorando. A redução da ansiedade teve como "efeito secundário" um aumento da comunicação no casal e, sobretudo, uma injeção de esperança na vida em conjunto.

Com o passar do tempo, a Teresa adotou vários hábitos para melhorar a sua saúde mental: deixou de fumar, voltou a fazer exercício físico regular, organizou-se para ter tempos de lazer e até se inscreveu num curso de *mindfulness*. Na sequência destas mudanças, foi possível suspender gradualmente a medicação (usando-a agora, esporadicamente, em situações de SOS). Apesar de ainda ter muito trabalho pela frente e de, por vezes, existirem alturas difíceis (todos temos altos e baixos nas nossas vidas), as coisas estão bem mais tranquilas para a Teresa e a para a sua família.

É possível melhorar de uma situação que muitos acham ser crónica ou parte de quem são. Claro que isto envolve processos exigentes, muitas vezes prolongados, que exigem determinação, trabalho e persistência. Mas os resultados e a qualidade de vida que se ganha, fazem valer este esforço.

3.5.

"NÃO CONSIGO EVITAR." A PERTURBAÇÃO OBSESSIVO--COMPULSIVA

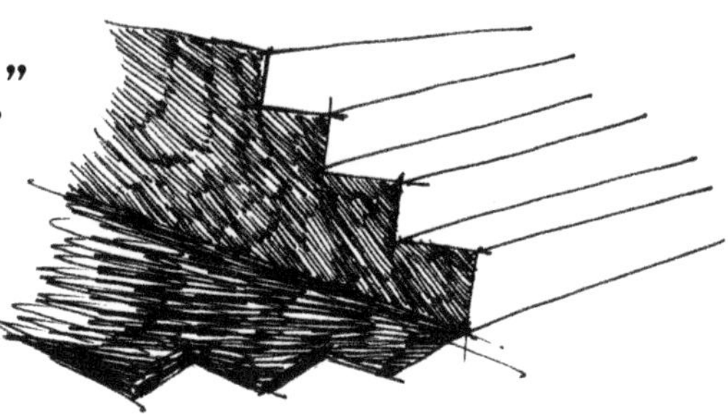

O André é um jovem estudante de Gestão. Sempre foi muito certinho, trabalhador, habituado a grandes sucessos académicos e desportivos. Sente que é o orgulho da sua família. Tem um grupo de amigos próximos e uma namorada, a Madalena, impecável. Tudo parecia estar bem, mas ultimamente tem andado preocupado com umas "manias". Sempre foi um perfeccionista, gostava de fazer as coisas à sua maneira e com a sua organização, mas isto nunca lhe trouxe problemas... até agora.

– Meti na cabeça que se não fizer, todas as manhãs, uma série de coisas predeterminadas, como ver o email, organizar a minha secretária, tocar no meu amuleto da sorte ou enviar uma mensagem à Madalena, o meu dia vai correr mal ou os meus pais podem ficar doentes.

Estas rotinas vão ficando cada vez mais complexas e, consequentemente, ocupando cada vez mais tempo. Organizar a secretária já não chega, é preciso arrumar o quarto antes de sair, ver se as camisas estão ordenadas por cor, tocar no amuleto e depois dar quatro passos para o lado direito, enviar a mensagem e de seguida verificar se seguiu para a pessoa certa.

– Já comecei a chegar tarde à faculdade. Não sei onde foi parar a minha motivação, porque não consigo estudar como fazia. Por vezes, estou a fazer estes meus rituais, mas esqueço-me de alguma coisa, ou alguém me interrompe, e tenho de voltar ao início.

A Madalena insistiu para que marcasse uma consulta de Psiquiatria, porque reparou que estas "manias" o estavam a deixar muito ansioso.

– Por mais que perceba que isto é um disparate, não consigo evitar fazer estas coisas... das vezes que tentei, passei dias infernais. Não conseguia deixar de pensar que ia acontecer algum grande azar e, assim que chegava a casa, ia logo fazer as coisas que não tinha feito... Será que estou a ficar maluco?

A Perturbação Obsessivo-Compulsiva (POC) é caracterizada pelo predomínio de dois grupos de sintomas: as obsessões e as compulsões. Estes caracterizam-se da seguinte forma:

- **Obsessões** – são definidas como ideias, imagens ou impulsos, que ocorrem de forma recorrente e que invadem a consciência da pessoa, sentidas como estranhas e intrusivas. Na maioria dos casos, existe a noção de que estes pensamentos (ou imagens ou impulsos) são absurdos ou que não fazem sentido. O indivíduo sabe também que, apesar de estranhas, as obsessões que emanam de si próprio, são um produto da sua mente. Este último fator é particularmente importante, pois distingue aquilo que é um quadro obsessivo de um sintoma de psicose (típico de doenças como a esquizofrenia). Mas, mesmo tendo esta consciência, não consegue evitar que invadam os seus pensamentos, quase sempre, com conteúdos desagradáveis e geradores de ansiedade. Os psiquiatras utilizam um termo técnico para estas ideias: egodistónicas – ou seja, não estão em sintonia com o "Eu" da pessoa afetada, são estranhas à forma habitual de pensar e/ou antagonizam os seus valores. Os doentes tentam suprimir, ignorar ou neutralizar as obsessões (e o mal-estar que estas provocam), muitas vezes através da realização de compulsões.

- **Compulsões** – são comportamentos repetitivos e ritualizados, que a pessoa tem extrema dificuldade em impedir. Não são só ações motoras (como por exemplo, lavar as mãos ou organizar objetos), mas também compulsões mentais (tais como, fazer contagens ou repetir palavras para si mesmo). É frequente os doentes apresentarem tanto os rituais mentais, como os comportamentais. As compulsões ocorrem, habitualmente, na sequência das obsessões e têm como função reduzir a ansiedade por estas geradas.

Na POC, este círculo de obsessões e compulsões conduz a uma intensa luta interna e, como no caso do André, a intenso mal-estar (os tais «dias infernais»). Ao contrário do que acontece numa psicose, numa síndrome psiquiátrica em que existe perda de contacto com a realidade, a vasta maioria dos doentes tem noção do que se está a passar. Isto leva a que muitos se perguntem se estão a ficar "malucos" ou "loucos". Estes termos são muito vagos (e carregados de preconceitos) e eu tenho muita dificuldade em entender o que significam. Acho que todos somos um pouco "malucos", pelo menos por vezes, e ainda bem que assim o é. Talvez seja preciso um grau saudável de loucura, de desprendimento das normas sociais e expectativas, para avançar com as nossa vidas. É preciso estar um pouco louco para declarar amor a alguém ou para arriscar num novo caminho profissional. Esta frase, da famosa escritora Marguerite Yourcenar, sintetiza bem esta ideia: «Creio que quase sempre é preciso um golpe de loucura para se construir um destino». No entanto, ter uma doença mental não significa que seja "maluco" ou "louco". Significa apenas que tem um problema e que, tal como em uma outra qualquer doença médica, pode ser ajudado e tratado.

É frequente as pessoas referirem-se às obsessões e/ou compulsões como "manias", "cismas" ou "devaneios". Estes termos parecem minimizar a relevância destes sintomas, como se fossem algo ligeiro, transitório ou facilmente controlável... Na prática, vemos o oposto. Na POC, os sintomas obsessivo-compulsivos vão tomando proporções cada vez maiores, ocupando cada vez mais espaço na vida do paciente e reduzindo a sua qualidade de vida. O caso do André é um exemplo em como o surgimento da POC provoca o caos numa vida que tinha tudo para correr bem.

Esta é uma das doenças psiquiátricas em que há um maior sofrimento psíquico, talvez superior ao das doenças consideradas muito graves, como a Esquizofrenia ou a Doença Bipolar. Imagine pôr-se no lugar do André, ter a mente invadida por pensamentos ou imagens que causam desconforto, perceber que os rituais que não consegue evitar, não fazem sentido, ter perfeita noção de que tudo "são coisas da sua cabeça", mas sentir uma total impotência para controlar estes aspetos. Não é fácil.

Para além das obsessões e compulsões, a Ansiedade é outro dos sintomas chave que ajuda a perpetuar o **ciclo vicioso da POC**.

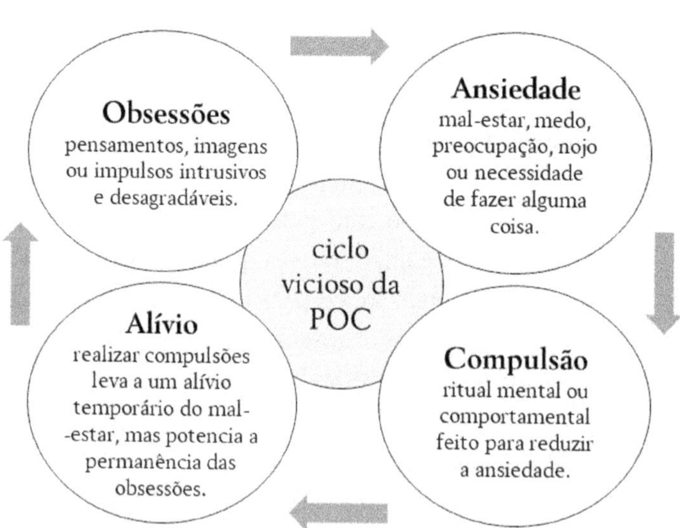

esquema 7 - Ciclo vicioso obsessivo-compulsivo

Que tipos de obsessões e compulsões existem?

Os conteúdos das obsessões são altamente variáveis de pessoa para pessoa. As compulsões, por vezes, têm uma relação óbvia com as obsessões que as originam (por exemplo, rituais de lavagem das mãos associados a pensamentos de contaminação), mas não é obrigatório que assim seja.

Tal como nas perturbações de Ansiedade, o mal-estar sentido leva muitas vezes ao evitamento de situações em que a obsessão possa ficar mais ativa (como ir a um jantar numa zona menos limpa da cidade), ou em que a pessoa venha a sentir-se embaraçada pelas compulsões (por exemplo, ir a casa de alguém, com a qual não se sente à vontade para tocar em objetos). No quadro seguinte, tento esquematizar alguns dos padrões mais frequentes de obsessões e compulsões.

Padrões frequentes de obsessões e respetivas compulsões (e o que é evitado)

Contaminação

Existe o medo de apanhar germes, vírus ou bactérias, que levem a contrair ou disseminar determinada doença. Por vezes, não existe uma preocupação específica com determinada doença, mas sim com a sensação subjetiva de "não estar limpo". A pessoa preocupa-se de forma exagerada com sujidades ou contaminantes (por exemplo, sempre que vê algo de cor vermelha fica aflito, não conseguindo deixar de pensar que pode tratar-se de sangue). Isto pode levar a:

- **Rituais de limpeza** – como a lavagem incessante das mãos (que pode inclusivamente levar a lesões graves da pele) ou desinfeção constante da casa ou dos seus objetos pessoais (ao ponto de os estragar).

- **Evitamento de situações imaginadas como fontes de contaminação** – como deixar de ir a consultas num hospital ou evitar comer num restaurante.

Dúvida patológica

Estão presentes preocupações relacionadas com a possibilidade de, em resultado de uma decisão ou descuido, ocorrer consequências negativas, desagradáveis ou perigosas para si ou para os outros (por exemplo, pensar que se pode esquecer de desligar o gás e a casa explodir, matando os vizinhos). Isto pode levar a:

- **Rituais de verificação** – voltando, vezes sem conta, a verificar o que fez (tal como, voltar atrás para verificar que a porta de casa ou do carro ficou bem fechada). Necessidade constante de fazer perguntas confirmatórias aos outros.
- **Evitamento de novos ambientes ou situações que exigem decisões** – tais como a entrega de um trabalho académico (nunca achando que estão perfeitos o suficiente) ou simplesmente uma mudança de rotinas (que pode impedir de realizar os rituais de verificação a que está habituado).

Impulsos ou imagens agressivas ou sexuais

A pessoa visualiza mentalmente ou sente vontade de cometer atos violentos, ou de natureza sexual, que vão contra a maneira de ser (e os valores) do indivíduo. O doente teme cometer uma ação que não deseja (por exemplo, imagina-se a bater na esposa ou sente o impulso de ter relações sexuais com o género oposto à sua orientação sexual). Isto pode levar a:

- **Rituais mentais ou necessidade de confessar** – este tipo de obsessões está associado a muita vergonha, pois antagoniza com os valores de base da pessoa. Por isso, muitas vezes, existem rituais "camuflados", sobretudo mentais como rezas, contagens ou repetições de frases. Também é comum a necessidade de partilhar estas ideias com os outros, o que pode prejudicar a sua posição social.

- **Evitamento de estar com outros** – tal como estar com alguém de quem se gosta (amigo, família), que possa ter estado presente nestas imagens obsessivas.

Necessidade de simetria ou precisão

A pessoa fica inquieta com a possibilidade de as coisas não estarem perfeitamente em ordem, equilibradas ou simétricas. Tanto pode ser focado em objetos, como em comportamentos, em que sente a necessidade de os executar da "maneira correta". Pode resultar em que determinadas tarefas, ainda que simples, levem horas a ser concretizadas.

- **Rituais de verificação e de ordenação** – pode existir a necessidade de verificar se tudo está bem feito, de acordo com padrões de exigência elevadíssimos. É comum existir compulsão para ordenar e organizar objetos (até pertences de outras pessoas).
- **Evitamento de novas situações (ou pessoas) que possam interferir com a "precisão da rotina"** – a necessidade de estar tudo preciso, organizado ou simétrico leva a que seja difícil sair para um ambiente menos controlado.

Já reparou que, quase de certeza, terá tido pensamentos ou comportamentos idênticos aos que descrevi no esquema de padrões frequentes de obsessões e compulsões? Todos nós, de vez em quando, cismamos com alguma coisa ou temos determinado comportamento que, apesar de poder não fazer muito sentido, não conseguimos resistir a fazer. Um estudo recente, numa amostra de 777 estudantes universitários, de treze países de todos os continentes, verificou que isto é extremamente comum – mais de 90 % desses jovens tinha tido pensamentos intrusivos[52]. Os mais frequentes foram os relacionados com dúvida («será que desliguei o forno?»), com a contaminação («toquei nisto... será que vou apanhar uma doença?»), ou relacionados com impulsos agressivos («apetece-me dar um murro naquela pessoa»). Não significa que a maioria tenha uma doença obsessivo-compulsiva, mas que ter obsessões e/ou compulsões é banal para muitos de nós.

É por isso fundamental diferenciar entre aquilo que é considerado normal e o que pode ser considerado uma doença. Só podemos diagnosticar uma POC quando as obsessões ou compulsões interferem significativamente com as rotinas normais do indivíduo e as mesmas ocupam uma considerável parte do dia (pelo menos uma hora por dia). No caso do André, é bastante clara a interferência que os sintomas provocam no seu dia-a-dia, perturbando a sua rotina, limitando a capacidade de estudar e dificultando o seu relacionamento com os outros (a Madalena já não suportava as mensagens constantes).

A POC é uma doença comum?

Estima-se que a prevalência de POC na população em geral seja aproximadamente de 2 %, igualmente distribuída por ambos os sexos na idade adulta. Na adolescência, existe uma proporção superior em indivíduos do sexo masculino. O início da POC ocorre habitualmente na adolescência ou princípio da idade adulta, e pode ser vista em crianças, mas são raros os casos em que apareça depois dos 35 anos[53]. Ou seja, em cinquenta pessoas que conheça, é bem possível que uma delas seja afetada por esta doença. Portanto, sim, a POC é bastante frequente.

Apesar de se tratar de uma perturbação psiquiátrica comum, é uma doença que gera, muitas vezes, perplexidade ou incompreensão. O estigma e o preconceito levam a que os pacientes ocultem os seus sintomas e que, tal como na situação do André, tenham medo de ser rotulados como "malucos". Provavelmente, como resultado destes e da falta de conhecimento do público em geral, é habitual existir um grande intervalo de tempo, geralmente vários anos, entre o aparecimento dos primeiros sintomas e a procura de ajuda médica. Só através da educação da comunidade e da luta contra o estigma da doença mental será possível que mais doentes sejam reconhecidos e diagnosticados precocemente e, com isso, melhorar o prognóstico da sua situação.

Neste campo, as associações de doentes e seus familiares podem ter um papel crucial. Em Portugal, a associação *Domus Mater*[54] tem contribuído para a divulgação de temas relacionados com esta doença, apoiando doentes e as suas famílias. A nível internacional, vale a pena também conhecer o trabalho da *International* OCD *Foundation*[55].

A POC é uma perturbação de Ansiedade?
É que parece um pouco diferente.

Até há bem pouco tempo, a POC era considerada uma das perturbações de Ansiedade (como as que vimos até agora). Mas, pela especificidade dos seus sintomas, hoje em dia é classificada numa categoria à parte, na qual estão incluídas outras doenças com um predomínio de obsessões e/ou compulsões: a Tricotilomania, a Perturbação de Acumulação, a Perturbação Dismórfica Corporal e a Perturbação de Escoriação.

Apesar de ter as suas particularidades, a grande associação que tem a sintomas de Ansiedade, assim como a mecanismos de evitamento, leva a que psiquiatras e psicólogos muitas vezes falem de POC em conjunto com as outras perturbações de Ansiedade. Para além disso, é frequente existir comorbilidade com estas (por exemplo, ter uma POC e uma Perturbação de Pânico ao mesmo tempo). No quadro seguinte, faço um resumo das outras doenças que fazem parte da categoria diagnóstica onde, atualmente, se enquadra a POC.

As outras doenças do espetro da Perturbação Obsessivo-Compulsiva[56]

- **Perturbação de Acumulação** - Em inglês chama-se *hoarding disorder* e, pelos extremos a que alguns pacientes chegam, tem tido direito a grande tempo de antena nos *media*. Define-se pela acumulação excessiva de objetos, independentemente do seu valor real ou necessidade. Os pacientes têm uma grande dificuldade em desprender-se destes, levando a que a sua acumulação se torne incontrolável.
- **Perturbação Dismórfica Corporal** - Também conhecida por dismorfofobia. Caracteriza-se por uma preocupação, exagerada e intrusiva, acerca de defeitos ou imperfeições na aparência física. Estes "defeitos" podem ter uma base real, mas é fortemente exagerada, ou imaginária. A estas ideias associam-se sentimentos de vergonha ou repugnância, que levam a dificuldades de autoestima e autoaceitação.
- **Tricotilomania** - Caracteriza-se pela compulsão em puxar ou arrancar cabelos ou pelos (de qualquer zona do corpo), por razões não estéticas, tendo muita dificuldade em resistir a este comportamento.
- **Perturbação de Escoriação** - Mais conhecido pela sua designação em inglês *skin picking*. A principal característica é a indução de escoriações pelo ato irresistível e compulsivo, de coçar, picar, beliscar ou raspar a pele de qualquer outra forma.

O que causa a POC?

A resposta mais sincera que se pode dar a essa pergunta é: não se sabe exatamente. Parecem estar envolvidos, como na maioria das doenças psiquiátricas, um conjunto de fatores biológicos, genéticos, psicológicos e de aprendizagem.

O nosso cérebro está em constante funcionamento e, muitas vezes, produz pensamentos intrusivos, aleatórios ou estranhos. A maioria das nós é capaz de dispensá-los da consciência e seguir em frente. No entanto, quando se tem uma POC, este processo não funciona tão bem, levando a que estes pensamentos (impulsos ou imagens) fiquem "presos" ou "em *loop*". Imagine que o seu correio eletrónico deixava de ter filtro de spam, levando à acumulação de mensagens aleatórias, inúteis e indesejadas. Este "lixo eletrónico" não para de chegar e de ocupar espaço, até que, a certa altura, excede as mensagens importantes, levando a uma sobrecarga da sua caixa de correio. De certa forma, acontece na POC, quando as obsessões se sobrepõem aos outros pensamentos.

Estudos indicam que certas regiões do cérebro de pacientes com POC – como o córtex orbito-frontal, o tálamo ou o corpo estriado – podem ter um funcionamento alterado, levando a dificuldades na filtragem de determinados pensamentos, impulsos ou imagens.

Existem também evidências de um papel importante dos circuitos cerebrais regulados pela serotonina – um dos muitos neurotransmissores que o nosso cérebro produz para efeitos de comunicação entre neurónios. Os principais medicamentos utilizados para o tratamento da POC – os inibidores da recaptação da serotonina – interferem no balanço químico destes circuitos. Apesar de ser o neurotransmissor mais falado na POC, há outros neurotransmissores cujo envolvimento é também reconhecido, como é o caso da dopamina ou do glutamato.

A hereditariedade pode ter um papel preponderante na POC. Estudos indicam que os nossos genes explicam entre 27 a 65 % do risco de desenvolver esta perturbação, parecendo a influência ser maior quanto mais precocemente se inicia[57].

Certas pessoas, sobretudo crianças, podem desenvolver uma POC após uma infeção, por uma bactéria chamada estreptococos. O quadro infecioso pode levar à produção de anticorpos dirigidos contra áreas do cérebro e originar sintomas obsessivo-compulsivos. Esta situação muito específica, e não tão frequente como isso, tem a seguinte sigla em inglês: *Paediatric Autoimmune Neuropsychiatric Disorders associated with Streptococcal Infection* (PANDAS). Parecem acontecer sobretudo em indivíduos que já têm uma predisposição, genética ou outra, para vir a sofrer de POC.

Fatores de aprendizagem e cognitivos parecem também ter um papel relevante. Por exemplo, as compulsões são respostas aprendidas que ajudam um indivíduo a reduzir ou prevenir a Ansiedade ou o desconforto associado às obsessões, mas que, no fundo, levam ao reforço do pensamento que os provocou, perpetuando um ciclo vicioso. Outra perspetiva importante, da psicologia cognitivo-comportamental, diz-nos que as pessoas com POC interpretam de maneira errada, ou exagerada, os pensamentos intrusivos (que todos temos) – fazendo, por exemplo, uma atribuição exagerada de importância, de significado pessoal ou de consequências catastróficas. Esta má interpretação, ocorrendo de forma repetida, leva ao desenvolvimento de obsessões (e de rituais ineficazes para tentar neutralizá-las). Quando surge uma dúvida, neste caso um pensamento intrusivo sobre ter fechado ou não a porta, é possível que dê origem a um outro pensamento catastrófico acerca de entrarem ou não pessoas em casa (mesmo que a porta tenha ficado apenas no trinco, é pouco provável). A partir daqui, pode ainda imaginar consequências mais graves («vão roubar tudo o que tenho ou por a casa a arder e matar alguém»). É provável levar à necessidade de deixar o local de trabalho, a 20 km distância e interromper uma reunião, para verificar se deu as quatro voltas ao trinco. Se tal acontecimento ocorrer muitas vezes, cria-se um padrão.

O *stress* pode precipitar o início, ou levar a uma agudização, de uma POC. Porém, de forma isolada, não parece ter um papel na etiologia desta doença. O mesmo se verifica com os estilos parentais.

Como se trata a POC?

As melhores práticas indicam o tratamento, em simultâneo, com medicamentos que interferem na regulação da serotonina e psicoterapia. A psicoterapia utilizada costuma ser focada em estratégias cognitivo-comportamentais, nomeadamente, utilizando técnicas de exposição e prevenção de resposta – nas quais o paciente se expõe gradualmente (e de forma apoiada) às situações que geram as obsessões (por exemplo, sítios com sujidade), tentando-se que não faça as compulsões compensatórias (tais como rituais de lavagem).

A combinação de fármacos e técnicas de psicoterapia tem de ser personalizada e adaptada aos casos individuais, sendo habitualmente um tratamento demorado e exigindo bastante persistência. Uma grande parte dos doentes melhora, podendo atingir a remissão dos sintomas e recuperando a sua qualidade de vida.

Tão importante quanto o tratamento, é a educação dos doentes, das suas famílias e relações próximas, de forma a conhecerem a doença e a saber lidar de maneira mais correta com a mesma.

3.6.

"FUI AO INFERNO... E AINDA NÃO VOLTEI." A PERTURBAÇÃO PÓS-*STRESS* TRAUMÁTICO

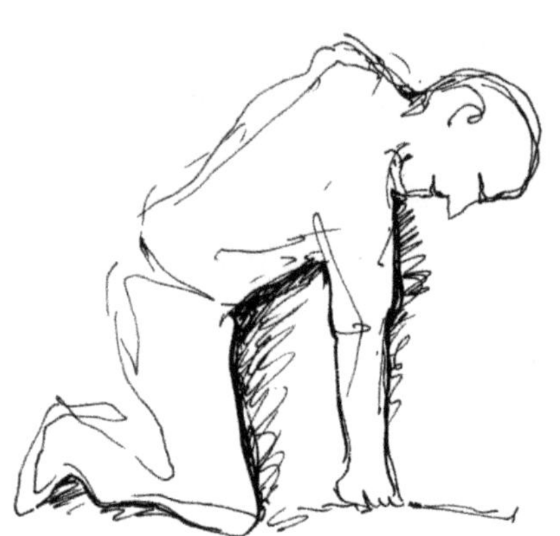

Quando tinha 18 anos, a Beatriz passou por uma situação extremamente traumática.

Estava sentada na paragem, calmamente esperando o autocarro para ir para a escola. De repente, um carro para bruscamente à sua frente. Saem de lá dois homens, que a agarram à força e a obrigam a entrar no carro. No banco de trás, um dos homens agarra-lhe as mãos, ameaçando-a com uma navalha: «ou te calas ou eu dou cabo de ti». O outro conduz para um local distante e isolado.

Sentiu a sua vida em risco, nunca teve tanto medo e os segundos pareciam-lhe horas. Estes homens raptaram-na, deram-lhe um murro na cara, roubaram-lhe os seus pertences e... tentaram violá-la. Não fosse o acaso, podia ter sido ainda pior. Felizmente, uma carrinha com trabalhadores da construção civil passou por aquele local, habitualmente deserto e reparou no que se estava a passar. Assim que viram o veículo a aproximar-se, os agressores fugiram, deixando a Beatriz, desamparada e a sangrar, no descampado.

«Já foi há muito tempo», a Beatriz tem neste momento 25 anos. «Mas lembro-me como tivesse sido há umas horas, por vezes sinto que ainda lá estou.» Desde essa altura que revive, quase diariamente, a situação traumática por que passou. «À noite tenho pesadelos recorrentes em que me vejo no descampado com aqueles homens a olhar para mim. Durante o dia, surgem-me imagens assustadoras, da navalha, daquelas mãos a agarrar--me.» Nunca mais conseguiu andar de autocarro, nem de táxi, nem de carro com outras pessoas para além da sua família. Na rua está constantemente em estado alerta, focando os estranhos e tentando perscrutar as suas intenções.

A Perturbação Pós-*Stress* Traumático (PPST) é uma perturbação psiquiátrica que pode ocorrer em pessoas que vivenciaram ou testemunharam um evento traumático, como um desastre natural, um acidente grave, um ato terrorista, uma situação de guerra, uma situação de violência extrema (tais como violação, assalto, rapto ou agressão) ou quaisquer outras ocorrências em que existiu uma ameaça à integridade física da pessoa (ou mesmo risco de morte). Durante a situação traumática é comum a resposta do indivíduo envolver medo intenso, horror ou sensação de impotência.

Quanto mais grave for a perceção da ameaça, mais emocional será o funcionamento e mais recursos instintivos serão utilizados. O corpo prepara-se para lutar ou para fugir, no fundo, para sobreviver. O organismo otimiza o funcionamento para ter as melhores hipóteses de resistir, são libertadas quantidades imensas de adrenalina e cortisol (a hormona do *stress*) para a circulação, o coração e os pulmões funcionam de forma mais rápida, levando maior quantidade de sangue oxigenado para os músculos, para que estes estejam prontos para a ação, assim que surgir a oportunidade. O nosso cérebro desliga as suas funções mais racionais, desfocando-se de quase tudo, exceto daquilo que o pode ajudar a enfrentar ou escapar da situação. Quando tudo falha, o corpo e a mente podem ficar imobilizados, esperando assim minimizar os danos. Esta última resposta é defensiva, analgésica da dor física e psíquica, e normalmente acontece quando a diferença de forças (real ou percebida) é muito marcada (por exemplo, em situações de abuso ou de maus tratos de menores)[58].

A situação da Beatriz exemplifica uma situação claramente traumática. Um rapto, seguido de um assalto, acompanhado de agressão física e de uma tentativa de violação. Sentiu-se totalmente impotente, subjugada por uma força muito maior que a sua. A sua mente entrou em modo dissociativo, algo muito comum em vítimas de grandes traumas, levando a sintomas como a distorção do tempo (os segundos pareciam-lhe horas), desrealização (sentir-se fora da realidade) ou despersonalização (sentir-se fora do seu corpo).

Nem todas as pessoas que passam por um evento traumático desenvolvem uma PPST. São vários os fatores que modificam o risco: a personalidade, as aprendizagens prévias e a resiliência, assim como o contexto e as características da própria situação. Estes factos conferem a este fenómeno uma subjetividade que se torna única de indivíduo para indivíduo. Aquilo que pode ser traumático para um, pode não ser para outro e mesmo sendo traumático para ambos, todos reagem de forma diferente.

O psiquiatra Afonso de Albuquerque estudou a epidemiologia da PPST na população portuguesa adulta, numa amostra de 2606 indivíduos, tendo verificado que a taxa de exposição a (pelo menos) um evento traumatizante é de cerca de 75 %[59]. A situação traumática referida por um maior número de inquiridos foi a morte violenta de familiar ou amigo (29,3 %), seguindo-se ser roubado ou assaltado (22,7 %) e testemunhar um acidente grave ou morte (22,2 %). Este estudo em Portugal é coincidente com a maioria dos estudos internacionais, que referem que mais de metade da população está sujeita a, pelo menos, um evento traumático ao longo da sua vida. Parece também existir uma importante diferença entre géneros neste risco: os homens estão mais expostos a eventos traumáticos, no geral e, particularmente, aqueles que envolvem violência física; enquanto as mulheres, têm uma ligeira menor taxa de exposição a eventos traumáticos, no geral, mas maior risco de violência sexual.

Apesar da vasta maioria relatar eventos traumáticos, só cerca de 8 % irá desenvolver uma PPST. No estudo realizado em Portugal, Afonso de Albuquerque verificou que nem todos os eventos traumáticos comportam o mesmo risco de vir a sofrer desta perturbação. Os mais incompreensíveis e violentos dão origem a maiores probabilidades de surgir uma PPST, são exemplos situações de violação, abuso sexual de menores, exposição a cenários de combate e a morte violenta de um familiar ou amigo. A incompreensibilidade do trauma está relacionada com a forma como processamos aquilo que nos aconteceu e subsequente risco de desenvolver, ou não, uma doença. É relativamente mais fácil lidar com uma situação de desastre natural, como um terremoto ou um incêndio florestal, em que, por mais terrível que possa ter sido, se consegue perceber algum sentido e, a partir daí, elaborar respostas adaptativas. Um exemplo de algo mais incompreensível foi o que se passou com a Beatriz: não era possível antecipar ser raptada, não é possível saber porque foi ela a escolhida ou que necessidade tinham aqueles homens de a sujeitar àquela violência.

Como se diagnostica uma PPST?

Trata-se de um diagnostico clínico, que só é possível fazer quando a pessoa foi exposta a um evento traumático, de qualquer tipo. É baseado num conjunto de sintomas, que podem surgir entre uma semana a vários meses após a exposição à situação traumática e que se divide em quatro grandes grupos: revivência da experiência traumática; evitamento; alterações negativas ao nível do humor ou da cognição; e hiperactivação e hiperreatividade do sistema de alerta. Tanto o evitamento, como o funcionamento excessivo do nosso sistema de alarme, são sintomas comuns às perturbações de Ansiedade. No entanto, pela sua especificidade, a PPST já não é considerada pela mais recente classificação de doenças psiquiátricas – a DSM-5[60] – como apenas uma perturbação de Ansiedade, mas parte de uma categoria intitulada: perturbações relacionadas com trauma e fatores de *stress*.

Sintomas da Perturbação Pós-*Stress* Traumático

- **Revivência da experiência traumática** - São comuns os pensamentos intrusivos que levam a reviver a situação traumática. Podem ocorrer na forma de memórias involuntárias repetidas, pesadelos recorrentes ou *flashbacks* – imagens mentais, quase como se estivesse a ver um filme – acerca do evento traumático. Os *flashbacks* podem ser tão vívidos ao ponto de as pessoas se sentirem como se estivessem lá, na situação traumática.
- **Evitamento** - Ocorre o evitamento de situações que possam lembrar, de alguma maneira, o evento traumático. Pode incluir pessoas, lugares, atividades, objetos e situações que desencadeiem memórias angustiantes. É comum as pessoas tentarem evitar lembrar-se, pensar ou falar sobre o evento traumático.
- **Alterações negativas ao nível do humor ou da cognição** - É comum surgirem sentimentos prolongados de medo, raiva, culpa ou vergonha. É também frequente a pessoa sentir-se distante dos outros, com menor interesse em atividades que anteriormente lhe davam prazer ou ser incapaz de experimentar emoções positivas. Algumas pessoas podem ter dificuldades em lembrar-se de aspetos que rodeiam o evento traumático. Podem também surgir distorções cognitivas, habitualmente negativas, sobre si mesmo ou as outras pessoas (por exemplo: «eu sou má pessoa» ou «não posso confiar em ninguém»).
- **Hiperactivação e hiperreatividade do sistema de alerta** - Sintomas como irritabilidade, raiva, impulsividade são frequentes. A pessoa pode desenvolver um estado de hipervigilância, relativo ao que se passa à sua volta, sendo comum manifestar-se como sintomas de Ansiedade (tais como palpitações, preocupações

constantes, tremores) ou no facto de se tornar numa pessoa assustadiça. É possível que leve a problemas de concentração ou de sono.

Para além dos sintomas descritos no quadro, um grupo de pacientes pode ainda ter aquilo a que chamamos sintomas dissociativos: despersonalização e desrealização.

- **Despersonalização** – experiências persistentes ou recorrentes de sensação de desprendimento em relação a si próprio, sentindo-se como se fosse um observador externo ao seu corpo ou mente. Muitas pessoas descrevem isto como se "sentissem fora de si» ou como se "fossem um autómato".
- **Desrealização** – experiências persistentes ou recorrentes de irrealidade do ambiente envolvente. O mundo externo, as outras pessoas e os objetos, são sentidos como "distorcidos" ou vividos "como se fosse um sonho".

Como poderá imaginar, todos estes sintomas são altamente limitativos e difíceis de gerir. Para além da pessoa ter passado por uma experiência horrível – literalmente, traumática – desenvolver esta síndrome leva a que muitos pacientes digam que estiveram no inferno e ainda lá permanecem.

Muitos de nós, quando expostos a um evento traumático, iremos apresentar sintomas semelhantes aos descritos nos dias seguintes à situação. No entanto, para um diagnóstico de PPST, estes devem estar presentes durante mais do que um mês, levando a sofrimento e a perturbação significativos no dia-a-dia do indivíduo. A maioria desenvolve estes sintomas logo nos primeiros três meses após o trauma, uma minoria poderá desenvolvê-los vários meses ou anos depois – embora isto seja controverso e alguns autores sejam da opinião que estes casos correspondem a situações que não foram previamente diagnosticadas ou aqueles que sofreram de um processo traumático adicional.

Quando este conjunto de sintomas ocorre no primeiro mês, pode ser feito o diagnóstico de Perturbação Aguda de *Stress*. Cerca de metade daqueles com este diagnóstico, têm probabilidade de evoluir para uma PPST. Quando se deteta esta situação, um dos principais objetivos do tratamento é prevenir a evolução, através de abordagens psicológicas e, eventualmente, farmacológicas. Claro que para isto funcionar é preciso que o indivíduo se sinta seguro e protegido do fator causador de trauma (por exemplo, não é possível ajudar alguém vítima de violência doméstica se esta permanecer no mesmo espaço físico que o agressor). Uma das complicações da PPST é o surgimento de outras doenças mentais, como Depressão, perturbações de Ansiedade, abuso de substâncias, alterações do sono ou outras doenças físicas. Esta doença psiquiátrica está também fortemente associada a um aumento do risco de suicídio.

Porque é que algumas pessoas desenvolvem PPST e outras não?

Esta é uma questão relevante pois, como vimos, uma grande parte da população está exposta a eventos traumáticos ao longo da sua vida, mas apenas uma minoria desenvolve esta doença psiquiátrica[61]. Se se tentar lembrar, é bem provável que tenha passado por uma destas situações traumáticas frequentes, como a morte inesperada de alguém próximo, estar num acidente de viação grave, testemunhar uma morte ou uma situação de lesão física severa ou lidar com uma doença ou ferimento em que existe risco para a sua vida.

Existem múltiplos fatores que influenciam se uma pessoa irá ou não desenvolver PPST. Fatores de risco, que aumentam a probabilidade de PPST, e fatores de resiliência poderão ajudar a reduzir essa evolução.

São **fatores de risco de PPST** os seguintes:

- Doenças psiquiátricas preexistentes;
- Historial de trauma na infância;
- Abuso de substâncias (álcool ou drogas);

- Viver em contextos de perigo ou de trauma repetido (exemplo: situações de guerra, viver com pais ou parceiros abusivos, profissões de emergência médica);
- Ter pouco ou nenhum suporte social após o evento traumático;
- Exposição a fatores de *stress* extra após o evento traumático (exemplo: situações de desemprego, perda de habitação, morte de alguém próximo);
- Ficar com sequelas físicas derivadas ao evento (como ferimentos, incapacidade ou dor crónica);
- O tipo de trauma – são de maior risco as situações mais incompreensíveis (exemplo: a violência sexual, testemunhar uma situação de morte inesperada, situações de guerra ou terrorismo).

São **fatores de resiliência para PPST** os seguintes:

- Procurar apoio de outras pessoas, como amigos e familiares;
- Aceitar ajuda no contexto da sua saúde mental (exemplo: psicólogos, psiquiatras, grupos de ajuda);
- Conseguir sentir-se em paz com as suas próprias ações durante a situação de perigo (em situações extremas as pessoas fazem o que é possível, não o ideal. Culpabilizar-se pelo que aconteceu ou criticar a forma como reagiu na altura só desajuda);
- Encontrar formas saudáveis de lidar com o que aconteceu (como falar, pedir ajuda, ver-se como sobrevivente e não como vítima, ajudar outros que tenham passado por situações semelhantes);
- Ter esperança, otimismo e confiança nas suas capacidades de recuperação.

O que se sabe acerca de como o nosso corpo reage ao trauma?

Quando somos vítimas de um evento traumático, os nossos sistemas corporais e cerebrais de regulação do *stress* e de processamento de ameaças são levados a um extremo. No momento do trauma, existe uma hiperactivação do eixo hipotálamo-hipófise-suprarrenal, do sistema *locus coeruleus*-noradrenalina e do sistema nervoso simpático. Toda esta panóplia de neurotransmissores, hormonas, mediadores inflamatórios e sinais elétricos, prepara o corpo para reagir a uma ameaça, otimizando as nossas hipóteses de sobrevivência.

Em alguns casos, quando a situação traumática já foi ultrapassada, este sistema de alarme parece não conseguir voltar à sua linha de base, reduzindo ou desligando o seu funcionamento. Isto poderá acontecer quando os mecanismos de adaptação psicológicos são insuficientes para processar o que aconteceu ou se, por alguma razão, os sistemas de regulação fisiológicos falham. Esta é uma das doenças psiquiátricas em que claramente se verifica a complexa interação existente entre os mecanismos neurobiológicos e psicológicos. A maneira como vemos o que nos aconteceu, como nos sentimos (ou não) apoiados, a esperança que temos (ou não) na nossa capacidade de seguir em frente apesar do sucedido, leva a alterações de estruturas do corpo e cérebro. Estão descritas alterações biológicos no córtex pré-frontal (uma zona do cérebro responsável por funções mentais complexas – como planeamento, raciocínio, moralidade – e pela nossa personalidade), no hipocampo (essencial nos processos de memória), nos sistemas da dopaminérgicos de recompensa e prazer (que se relaciona com a nossa motivação para agir) e na amígdala (o nosso "botão de pânico", onde se regulam as repostas de medo, Ansiedade e memória emocional).

Em alguns casos, poderá já existir uma fragilidade nestes sistemas biológicas, que poderá predispor um indivíduo a desenvolver uma PPST quando exposto a um evento traumático. Por outro lado, se os mecanismos psicológicos de adaptação e de compreensibilidade do trauma forem insuficientes para a redução da hiperactivação do sistema de alarme, o *stress* crónico daí decorrente poderá levar a estas mesmas alterações. É uma daquelas situações em que é difícil distinguir o que surge primeiro: se o ovo ou a galinha.

Durante uns tempos, tive o privilégio de trabalhar com um colega que se dedicou intensamente a esta área, trabalhando com muitas pessoas sujeitas a eventos traumáticos de todo o tipo: o psicólogo Bruno Brito. Para além da sua atividade clínica, trabalhou na Associação Portuguesa de Apoio à Vítima (APAV) e integrou várias missões de suporte psicológico em cenários de catástrofe. Tratava-se de uma pessoa com imensa experiência, conhecimento e vontade de partilhar, com a qual aprendi imenso e da qual me fui lembrando à medida que escrevia este capítulo. Foi-lhe atribuído, a título póstumo, o Prémio APAV 2020[62], como reconhecimento do seu trabalho. Se quiser aprofundar mais sobre a temática de que falei acima, sugiro a leitura de um artigo que fizemos em conjunto e que se intitula: *Stresse pós-traumático: os mecanismos do trauma*[63].

Como se trata a PPST?

A Beatriz decidiu, e bem, pedir ajuda para o seu problema. Não nos podemos esquecer que esta perturbação psiquiátrica é muito debilitante, podendo levar a múltiplas outras doenças físicas e mentais (como Depressão, abuso de substâncias ou outras perturbações de Ansiedade) e, em última análise, colocar a pessoa em risco de suicídio.

Para a Beatriz, tudo começou com uma consulta de Psiquiatria, onde foi avaliada e se colocou a hipótese de sofrer de PPST. A pessoa perceber o que se passa consigo, tal como saber que esta situação tem um nome e que mais gente passa pelo mesmo, é muito importante.

A primeira parte de qualquer tratamento deste tipo consiste em criar um ambiente seguro, em que a pessoa se possa sentir validada e apoiada. É necessário criar a esperança de que é possível superar esta situação e isso é totalmente verdadeiro. Hoje em dia, existem um conjunto de fármacos e de técnicas de psicoterapia eficazes no tratamento da PPST.

Os medicamentos têm como alvo reduzir os sintomas de revivência, de evitamento, de hipervigilância, assim como das alterações cognitivas e do humor. A redução destes permite melhorar a qualidade de vida do indivíduo, assim como facilitar o processo de psicoterapia – quando a pessoa está muito sintomática é-lhe difícil sentir-se segura e confiante para falar e processar de forma diferente o que lhe aconteceu. Outra coisa que os medicamentos fazem, é sinalizar o cérebro, quase como se fossem um polícia sinaleiro, para reduzir o funcionamento do sistema de alarme – zonas como o sistema límbico e a amígdala cerebral, que em pacientes com PPST funcionam de modo excessivo – permitindo que outras áreas, relacionadas com o funcionamento mais racional ou responsáveis pela memória e pelo prazer, operem de melhor forma.

Apesar de termos fármacos eficazes, o tratamento não está completo sem um trabalho psicoterapêutico, que permita – num ambiente de confiança e segurança – elaborar melhores formas de lidar com a situação traumática e com os sintomas que daí advêm. É importante identificar e lidar com quaisquer sentimentos que se possam ter originado após o evento traumático, tais como vergonha, culpa, raiva ou desconfiança generalizada. Também é fundamental encontrar estratégias, que não o evitamento, para as situações gatilho – aquelas que levam à revivência do trauma ou ao agravamento do estado de alarme (no caso da Beatriz, estar na rua ou andar de carro). Promover o bem-estar e os comportamentos saudáveis – como ter bons hábitos de sono, socializar, relaxar, ter uma alimentação saudável, praticar desporto ou não consumir substâncias – é algo que também deve ser trabalhado.

A Beatriz decidiu iniciar a medicação indicada na consulta de Psiquiatria e, passadas algumas semanas, os resultados estavam à vista. Sentia-se mais calma, menos ansiosa, dormia melhor, tinha menos flashbacks da situação e já conseguia andar na rua com menos medo. Quase simultaneamente, iniciou também um seguimento com um psicólogo com experiência na área, estando atualmente a trabalhar no reprocessamento da sua situação traumática e aprendendo como passar de "vítima" a "sobrevivente". Ainda vai ter um longo processo pela frente, mas vai valer a pena!

E o que é a PPST complexo?

A Perturbação Pós-*Stress* Traumático complexo (PPST-c) é um conceito diagnóstico relativamente novo, surgindo da observação de que vítimas de traumas prolongados e/ou repetidos apresentam sintomas muito salientes relacionados com três dificuldades: ao nível da regulação emocional, da autoidentidade e da capacidade de se relacionar com os outros.

Ao contrário do que se passa na PPST, em que os sintomas surgem habitualmente após uma situação única (um acidente, um assalto, uma doença), na PPST-c estes ocorrem em indivíduos que passaram por eventos traumáticos crónicos, repetidos ou prolongados, tais como abusos durante a infância (sexuais, físicos ou negligência), *bullying* ou violência doméstica . É habitual a vítima estar sob controle (ou em cativeiro), ser dependente ou não ter possibilidade de fuga do agressor.

Quem foi sujeito a estes traumas complexos, poderá vir a desenvolver sintomas semelhantes aos da PPST, mas, para além destes, é provável que ocorram consequências ainda mais complexas (e severas) e que levem a considerar este diagnóstico. Vítimas (ou sobreviventes) destes traumas, prolongados e/ou repetidos, podem vir a ter dificuldades ao nível da sua regulação emocional, da sua autoidentidade e da sua capacidade de se relacionar com os outros.

Estes são alguns dos sintomas que se observam (para além dos sintomas típicos da PPST "simples"):

- **Dificuldade em controlar as emoções** – um défice de autorregulação pode levar a que emoções normais (tais como medo, raiva ou tristeza) cheguem a intensidade extremas, "quase como se estivesse prestes a explodir". Por vezes, na tentativa de conseguir essa regulação, algumas pessoas recorrem a comportamentos também extremos (são exemplos, comportamentos sexuais de risco, consumos de substâncias ou gestos suicidários).
- **Sensação permanente de vazio ou desesperança** – os problemas de autoidentidade, de não se saber quem se é exatamente,

podem provocar uma enorme sensação de "nada" (o espaço que é habitualmente preenchido pelo nosso "eu"), levando a uma total falta de esperança sobre o seu presente e o seu futuro.

- **Raiva ou desconfianças generalizadas** – muitos dos que passaram por estes traumas prolongados, acabam por gerar uma ideia excessivamente negativa do mundo que os rodeia. Isto compromete a sua capacidade de se relacionarem com os outros, pois estão sempre à espera do pior.
- **Evitamento de relações de proximidade** – a nível afetivo ou de amizade, o que agrava os sentimentos de vazio.
- **Sensação de se estar permanentemente "estragado" ou de ser inútil** – os danos à autoestima, causadas por este tipo de traumas, são um fardo difícil de carregar.
- **Sintomas dissociativos** – como os descritos em alguns casos de PPST, a despersonalização ou desrealização.
- **Ideias ou comportamentos autolesivos** – podem ocorrer ideias suicidas ou comportamentos em que a pessoa se magoa a si própria.

Apesar destes pacientes terem a sensação de que nada os pode ajudar, ou de que foram permanentemente danificados pelo que passaram, existem opções de tratamento. Certos medicamentos conseguem controlar as oscilações causadas pelos défices de autorregulação emocional, assim como outros sintomas relacionados com a PPST (como a hipervigilância ou os sintomas de Ansiedade). Mas, a principal forma de tratamento é feita através de um processo de psicoterapia, por um terapeuta treinado, atento e empático, com o qual se possa estabelecer um ambiente seguro e de confiança. É neste contexto que é possível processar o que se passou, levando a que a pessoa transite de "vítima" para "sobrevivente", facilitando o processo de se relacionar consigo própria (permitindo ao verdadeiro "eu" emergir e ser cuidado) e com os outros (nem todos são agressores, alguns dos outros poderão até ajudar a cicatrizar estas feridas).

4.

E QUANDO FICAMOS DEPRIMIDOS?

A DEPRESSÃO

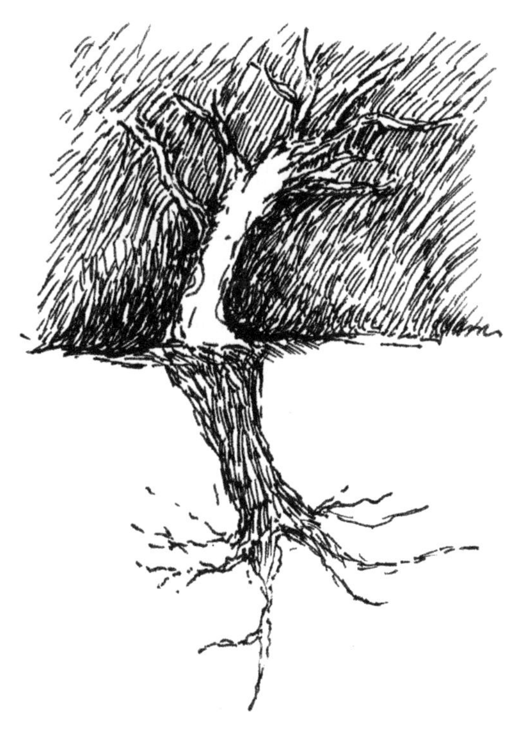

Deve chamar-se tristeza

Deve chamar-se tristeza
Isto que não sei que seja
Que me inquieta sem surpresa,
Saudade que não deseja.

Sim, tristeza — mas aquela
Que nasce de conhecer
Que ao longe está uma estrela
E ao perto está não a ter.

Seja o que for, é o que tenho.
Tudo mais é tudo só.
E eu deixo ir o pó que apanho
De entre as mãos ricas de pó.

Fernando Pessoa in Poesias Inéditas (1919-1930)

O grande poeta português Fernando Pessoa terá sido mais um, dos muitos seres humanos, que passou pela experiência de ter uma Depressão. É manifesto numa das suas correspondências com Mário de Sá-Carneiro, em 1916, em que se pode ler: «Escrevo-lhe hoje por uma necessidade sentimental — uma ânsia aflita de falar consigo. Como de aqui se depreende, eu nada tenho a dizer-lhe. Só isto — que estou hoje no fundo de uma Depressão sem fundo. O absurdo da frase falará por mim. Estou num daqueles dias em que nunca tive futuro»[65].

Fernando Pessoa não estará sozinho no que se refere a sofrer desta perturbação psiquiátrica. De facto, a Depressão é uma das doenças mais comuns a nível mundial! Contudo, mais importante, apesar de se poder sentir que estamos "naqueles dias" em que não se vislumbra o futuro, é saber que a Depressão é uma doença tratável e reversível!

Dados de investigação indicam que uma em cada quatro mulheres e um em cada dez homens podem vir a ter um episódio depressivo durante a sua vida. A nível global, mais de 300 milhões de pessoas, de todas as idades, sofrem de Depressão[66]. A Organização Mundial da Saúde (OMS) estima que, até 2030, as perturbações depressivas irão ser o problema de saúde mais prevalente a nível global, afetando mais pessoas do que qualquer outro problema de saúde, incluindo cancro ou doenças cardiovasculares .

É uma das doenças que mais incapacidade provoca e tem consequências marcantes a nível pessoal, laboral, familiar e social. Origina quebras marcadas de produtividade, académica ou profissional, levando muitas vezes a situações de baixa médica ou de insucesso. Afeta o funcionamento e o bem-estar de quem sofre da doença, mas também de todo o sistema envolvente – família, amigos, trabalho ou escola. Em última análise, a Depressão pode matar. Sabemos, hoje em dia, que uma Depressão não tratada pode quase duplicar o risco de morte precoce, sendo que isto é explicado pela sua associação aos seguintes fatores:

- **Suicídio** – estar deprimido é um dos principais fatores de risco.
- **Doença cardiovascular** – estar deprimido aumenta o risco de vir a ter hipertensão, enfarte cardíaco ou acidentes vasculares cerebrais. Para além disso, está associado a maiores complicações das mesmas.
- **Diabetes, Asma e doenças autoimunes** - todos estes problemas de saúde têm maior risco de se desenvolver ou agravar em situações de Depressão não tratada.
- **Estilos de vida menos saudáveis** – como sedentarismo, maior índice de tabagismo, obesidade ou isolamento social. As pessoas com Depressão também vão menos ao médico e podem não fazer tratamentos imprescindíveis para a sua saúde.
- **Abuso de substâncias** – muitas pessoas deprimidas recorrem a tabaco, álcool ou drogas, como forma de lidar com os sintomas.

- **Demência** – a Depressão parece ser um dos principais fatores de risco, modificáveis, para o desenvolvimento de uma demência (situação em que existe uma progressiva deterioração nas funções cerebrais).

Uma perturbação depressiva é uma doença que envolve o corpo, o humor, os comportamentos e os pensamentos. Afeta a maneira como a pessoa pensa sobre si, como se relaciona com os outros, o prazer que tem nas atividades, o apetite, o sono, a sexualidade, a capacidade cognitiva, a energia que dispõe e as atitudes que toma.

O que é a Depressão?

A depressão é uma perturbação heterógena, afetando cada um de forma distinta e com conjuntos de sintomas diferentes. Por exemplo, embora a característica mais típica dos estados depressivos seja a proeminência dos sentimentos de tristeza ou vazio, nem todos os doentes relatam estes sintomas. Muitos referem, sobretudo, a perda da capacidade de experimentar prazer nas atividades em geral e a redução do interesse pelo meio externo – algo a que damos o nome de anedonia e que é um sintoma muito característico dos episódios depressivos.

Alguém com depressão relata, habitualmente, vários dos seguintes sintomas:

- Sentimentos persistentes de tristeza ou de vazio
- Perda do interesse ou do prazer nas atividades
- Diminuição da energia, fadiga ou lentidão
- Irritabilidade, tensão ou agitação
- Perturbação do apetite
- Perturbação do sono

- Perturbação do desejo sexual
- Pessimismo e perda de esperança
- Sentimentos recorrentes de culpa, de autodesvalorização ou de ruína
- Dificuldades de concentração, memória ou raciocínio
- Sintomas físicos para os quais não há explicação médica (tais como cefaleias, queixas digestivas, dor física ou mal-estar geral)
- Ideias sobre a morte ou tentativas de suicídio

Estar deprimido tem uma enorme repercussão no nosso bem-estar (e, consequentemente, na capacidade de sermos felizes). Felizmente, a maioria dos doentes melhora com tratamento apropriado. Existe um cada vez maior número de opções eficazes, farmacológicas e psicoterapêuticas, que permitem retomar a sua vida e prevenir complicações futuras. Apesar disto, muitos destes pacientes (e seus familiares e amigos) continuam a passar por situações de estigma e preconceito, que levantam graves entraves para o seu diagnóstico e tratamento adequado. Quem sofre de depressão, é muitas vezes apelidado de fraco ou preguiçoso, acusado de não ter força de vontade. As pessoas receiam falar disto, porque acham (e, infelizmente, por vezes têm razão) que vão ser descriminadas pelos seus conhecidos ou no local de trabalho. Isolam-se, escondem os seus sintomas e, em última análise, agravam a sua situação.

E o que NÃO é uma Depressão?

- **Não é "estar em baixo" ou simplesmente triste** – A tristeza é um sentimento normal, algo por que todos passamos várias vezes ao longo da vida, em situações específicas como perdas, lutos ou insucessos. É, habitualmente, reativa a algo menos positivo que nos acontece e, apesar de poder ser muito intensa, acaba por ser reconhecida como uma reação normal perante a situação. Não costuma estar associada a outros sinais como desesperança, culpabilidade, sintomas físicos ou ideação suicida. Consegue-se reagir positivamente a estímulos agradáveis, ao contrário do que normalmente acontece com o humor deprimido, típico da doença depressiva.

- **Não é um sinal de fraqueza pessoal** – esta doença pode afetar qualquer um. Ser bem-sucedido, ter uma boa vida ou desfrutar de um bom grupo de amigos, não impede que possa vir a ter uma Depressão.
- **Não é motivo de vergonha** – não fez nada de errado, não provocou isto a si próprio. Fará algum sentido ter vergonha por estar doente?
- **Não é uma situação que se possa resolver apenas por força de vontade** – as pessoas deprimidas, muitas vezes, não conseguem (sem o tratamento adequado) mudar os seus pensamentos e comportamentos. Conselhos bem-intencionados, como "anima-te" ou "pensa positivo", não funcionam e, por vezes, ainda fazem com que quem está a passar por isso se sinta pior.
- **Não é uma doença incurável ou crónica** – Com um conjunto adequado de cuidados é possível tratar uma Depressão, recuperar a qualidade de vida e prevenir potenciais recaídas.

O que causa a Depressão?

Apesar de sabermos cada vez mais sobre os mecanismos subjacentes à patologia depressiva, a etiologia da Depressão é, em muitos aspetos, desconhecida e controversa. Tudo aponta para uma complexa interação entre vulnerabilidade genética, fatores relacionados com o neurodesenvolvimento e fatores ambientais/ psicossociais. Estes podem levar a modificações na forma como os genes se expressam e a alterações químicas, hormonais ou inflamatórias, que transformam o funcionamento do cérebro (e corpo) e, até mesmo, a sua anatomia.

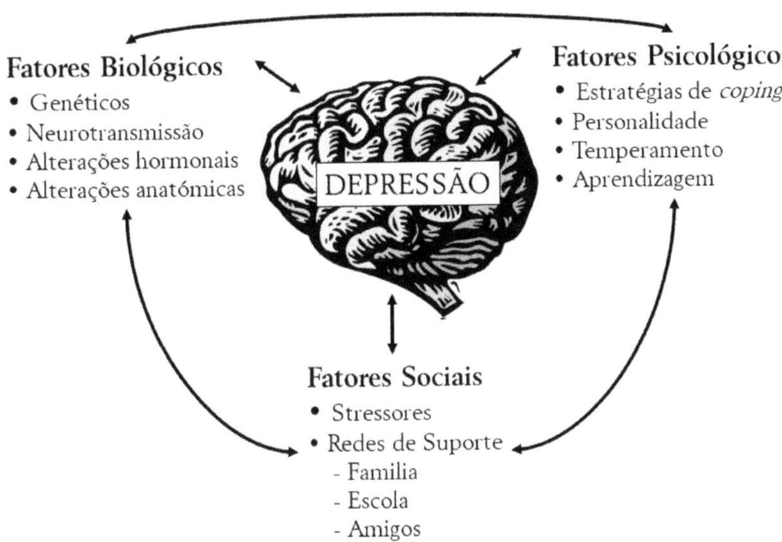

esquema 8 - Fatores que interagem entre si determinam a probabilidade de vir a ter uma perturbação depressiva

Muitos casos de Depressão ocorrem após determinados eventos negativos ou stressantes, no entanto, nem todas as pessoas ficam deprimidas nessas circunstâncias. A probabilidade de virmos a sofrer de uma perturbação depressiva depende de uma complexa interação entre fatores biológicos, psicológicos e sociais.

Não há dúvida que a causa das perturbações depressivas é um puzzle com inúmeras peças! Mas, apesar de ser um campo de estudo difícil, vários investigadores, em todo o mundo, têm feito um enorme esforço para decifrar esta questão e, desta forma, possibilitar que cada vez mais pessoas sejam ajudadas de forma eficaz. Na tabela seguinte, descrevo dez das peças já reconhecidas deste puzzle.

Achados de investigação sobre a etiologia (causa) da Depressão

- **Vulnerabilidade genética** – Evidências de estudos familiares e em gémeos demonstram que 30 a 40 % do risco pode ser atribuível a fatores hereditários. Ter um familiar em primeiro grau afetado, aumenta o risco de Depressão em duas a três vezes. Parecem existir mais de 150 genes associados a este risco, cada um com pequeno efeito individual, dependentes de interações gene-ambiente.

- **Experiências adversas precoces** – Tudo aponta para que este fator ambiental em muito contribua para a etiologia das perturbações depressivas (dentro dos limites da vulnerabilidade genética). As experiências adversas precoces poderão ser de variados tipos, tendo tanto peso as situações de negligência como as de abuso. A exposição a situações de *stress* de elevada intensidade ou de forma repetitiva, especialmente na infância, leva a hiperreatividade do sistema de alarme, que se mantém para lá da exposição ao estímulo e acarreta maior risco de Depressão.
- **Alterações a nível molecular** – Níveis reduzidos de moléculas relacionadas com a sobrevivência e neuroplasticidade neuronal – chamados fatores neurotróficos – estão associadas não só à Depressão como a situações de *stress* crónico. Determinadas moléculas de comunicação entre neurónios – os neurotransmissores, como a serotonina, noradrenalina ou a dopamina – funcionam de forma deficitária em pessoas com episódios depressivos. Em alguns doentes, existe também um aumento de moléculas pró-inflamatórias, especialmente quando a Depressão se associa à Ansiedade. Todos estes podem afetar o funcionamento das nossas redes neuronais, mas o tratamento eficaz reverte estas alterações.
- **Alterações a nível imagiológico** – Estudos de neuroimagem demonstraram, de forma consistente, alterações em sistemas responsáveis pelo processamento e regulação das emoções, pela cognição social, por processos de tomada de decisões e naqueles associados à procura de recompensa e prazer.
- **Fatores biológicos** – Tem-se verificado que uma grande variedade de doenças físicas, substâncias tóxicas, drogas ou medica-

mentos, estão relacionados com a indução de episódios depressivos (com efeito muito para além do que seria esperado em virtude, apenas, das alterações psicossociais a eles associadas).

- **Fatores de personalidade** – Determinados traços de personalidade estão associados a maior risco de episódios depressivos. São exemplos, o neuroticismo, o evitamento do dano (*harm-avoidance*), a tendência à autocrítica, assim como a presença de um temperamento afetivo predominantemente depressivo ou a inibição comportamental durante a infância.
- **Fatores psicossociais** – Está bem estabelecido, sobretudo nos primeiros episódios depressivos, que é comum verificarem-se fatores precipitantes ao nível psicossocial. Esta é a base do modelo diátese-*stress* da Depressão, segundo o qual o indivíduo com determinados fatores de vulnerabilidade (diátese) quando exposto a um ou mais fatores de *stress* (por exemplo: desemprego, rutura amorosa, morte de alguém próximo, entre outros) irá desenvolver um episódio depressivo.
- **Situações de precariedade social** – Pessoas em situações de privação socioeconómica, de isolamento ou com escassas redes de suporte social, apresentam um risco aumentado de vir a ter uma Depressão.
- **Eficácia de tratamentos biológicos** – A utilização de psicofármacos, sobretudo antidepressivos, mas não só, tem mostrado eficácia no tratamento dos episódios depressivos. O seu principal mecanismo de ação é a potenciação do funcionamento de neurotransmissores como a serotonina, a dopamina ou a noradrenalina.
- **Eficácia de tratamentos psicossociais** – Várias abordagens psicoterapêuticas e outras estratégias como a meditação *mindfulness* ou o exercício físico têm mostrado eficácia no tratamento dos episódios depressivos.

Existem vários tipos de síndromes depressivos?

«Cada caso é um caso», esta é a realidade de um psiquiatra ou de qualquer outra pessoa que trabalhe em saúde mental. A individualidade de cada um de nós, da nossa biologia, dos nossos aspetos psicológicos, do ambiente em que crescemos e em que nos inserimos, faz com que não haja duas situações idênticas – tal como não há duas pessoas iguais! Quando falo com os meus pacientes, digo-lhes muitas vezes que «eles não são uma Depressão», são o Eduardo, a Maria, o Silva ou a Zé, que está a passar por uma depressão. A doença não os define, mas eles definem como a depressão se manifesta e se expressa.

Apesar desta imensa variabilidade, a maioria dos técnicos de saúde mental acaba por seguir determinadas linhas orientadoras que levam à procura de um padrão nos sinais e sintomas que a pessoa apresenta, com vista a formular uma hipótese de diagnóstico. Na prática clínica, isto é importante, pois permite-nos falar mais objetivamente de uma experiência altamente subjetiva, não só entre colegas ou em ambiente de investigação, mas também com os doentes e com quem os acompanha. Fazer um correto diagnóstico tem claras implicações ao nível das opções de tratamento, do prognóstico e do acompanhamento. Mas como lhe disse, o "rótulo" não é o mais importante, são-no as particularidades individuais da pessoa e os processos específicos que o levaram a ficar doente (sejam estes de qualquer tipo: biológicos, psicológicos ou sociais). Com isto, não quero desvalorizar o papel das classificações atuais (como a DSM-5 ou a CID-10) na homogeneização da nomenclatura psiquiátrica, que são fundamentais! Antes do seu aparecimento, ninguém se entendia nesta área, todos os profissionais e escolas tinham os seus próprios nomes para as doenças, falava-se de coisas iguais com nomes diferentes, ou diferentes com nomes iguais ou, pior que tudo, os técnicos não conseguiam comunicar entre si porque não sabiam do que o outro estava a falar. No entanto, existem perigos! Profissionais com menor experiência nesta área podem tentar encaixar o doente em critérios diagnósticos estritos, dando pouca (ou nenhuma) ênfase a elementos que não fazem parte destas classificações. Isto leva, evidentemente, a que se veja apenas "uma parte e não o todo", com potenciais consequências negativas a nível da relação terapêutica e do sucesso do tratamento.

Estes são alguns dos diagnósticos (tipos de Depressão) mais comuns:

- Perturbação Depressiva *Major* (Depressão *Major*)
- Perturbação Depressiva Persistente (Distimia)
- Doença Bipolar
- Perturbação Afetiva Sazonal
- Depressão Periparto
- Depressão Atípica
- Depressão Melancólica
- Perturbação de Ajustamento
- Depressão associada a doença física
- Depressão associada a abuso de substâncias

Estes diferentes tipos de Depressão têm abordagens significativamente diferentes, pelo que é fundamental um diagnóstico correto. Este é baseado nos sintomas de que o doente se queixa, assim como na observação e história clínica detalhadas. Por vezes, podem ser necessários análises ou exames de imagem, sobretudo se se suspeitar que os sintomas depressivos têm origem numa doença física (tal como hipotiroidismo, diabetes, anemia ou algumas patologias neurológicas) ou no uso de determinadas substâncias (como por exemplo, álcool, cannabis ou certos medicamentos). Apesar de ao nível da investigação já se terem descoberto vários marcadores biológicos e imagiológicos de Depressão, ainda não existem testes médicos práticos e específicos que sejam utilizados para confirmar o diagnóstico. Ou seja, o mais importante é a avaliação clínica feita por um profissional treinado nesta área. Talvez no futuro, venha a mudar. Seria certamente útil pedir um teste que comprove se a pessoa tem ou não uma Depressão, de que tipo e quais os tratamentos com mais hipóteses de sucesso. Mas, mesmo chegando a esse ponto, estes exames ou algoritmos nunca irão substituir a relação humana entre o doente e o seu médico (ou terapeuta). A comunicação e a empatia terão sempre um papel vital no acompanhamento das pessoas que estão a passar por uma situação de sofrimento mental. Mais uma vez, tratamos pessoas, não doenças.

Ter uma Doença Bipolar não é diferente de ter uma Depressão?

A grande maioria das pessoas com Doença Bipolar tem episódios de Depressão, mas ter uma Depressão não significa que se tenha Doença Bipolar. Quando comparamos com os outros tipos de Depressão, este diagnóstico é bastante mais raro. Dados do *Our World in Data*[68], de 2017, referem que 0,6 % da população mundial sofria de Doença Bipolar, já a prevalência de perturbação depressiva era de 3,4 % – quase seis vezes mais! Apesar de mais infrequente, existe e é um diagnóstico diferencial muito importante (embora, por vezes, difícil).

Numa observação transversal, numa única consulta por exemplo, pode ser quase impossível distinguir se se trata de uma perturbação depressiva ou de uma Doença Bipolar – esta última caracterizando-se por um padrão de variações acentuadas do humor ao longo da vida. Desta forma, é importante que haja tempo para uma avaliação detalhada da história da pessoa, tentando perceber se, para além do episódio atual que levou a pessoa a pedir ajuda, existem outras situações de alterações do humor ou algum tipo de antecedente familiar nesse sentido. Mas, não é um diagnóstico fácil! A Doença Bipolar é, muitas vezes, subdiagnosticada ou confundida com uma perturbação depressiva "unipolar". A maioria dos doentes bipolares tem muito mais episódios de Depressão do que de elevação do humor (as chamadas fases maníacas ou hipomaníacas). Em alguns casos, as fases de maior aceleração são discretas, não levam a grandes problemas e até podem ocorrer em alturas em que a pessoa se sente "melhor que o normal". E, por estas razões, mesmo que se tenha feito uma avaliação cuidadosa e detalhada, acontece sermos surpreendidos quando um paciente deprimido entra num episódio de elação do humor.

Fazer o diagnóstico de Doença Bipolar é extremamente importante. Ao contrário da perturbação depressiva, a Doença Bipolar é considerada uma doença crónica, com tendência a vários episódios ao longo da vida (sobretudo depressivos). Quanto mais períodos de oscilação do humor houver, maiores as probabilidades de a pessoa vir a ter complicações a nível pessoal, profissional ou familiar. Imagine o que poderia fazer à sua qualidade de vida, e ao relacionamento que estabelece com os outros, ter vários períodos ao longo do ano em que por vezes se sente deprimido, lentificado, com tendência a se isolar e depois, do nada, muda de polaridade e passa a estar eufórico, acelerado ou desinibido. No entanto, isto pode ser evitado. Com o tratamento e acompanhamento adequados, o paciente pode estabilizar, permitindo-lhe recuperar o controlo sobre as suas emoções e a sua qualidade de vida.

Mais à frente, iremos ver com maior detalhe esta questão da depressão bipolar.

Porque é importante reconhecer a Depressão?

O diagnóstico de Depressão passa muitas vezes despercebido, quer por falta de reconhecimento da Depressão como doença, quer porque os seus sintomas são atribuídos a outras causas (tais como doenças físicas, *stress* ou cansaço). Sem o tratamento apropriado, os sintomas podem manter-se durante semanas, meses ou anos, podendo levar a consequências severas, como dificuldades laborais, insucesso escolar, isolamento, dificuldades cognitivas, ruturas afetivas e, em casos extremos, suicídio. Complicando ainda mais este cenário, sabemos que a taxa de sucesso de recuperação é inversamente proporcional ao tempo de doença não tratada, ou seja, quanto mais se "deixar andar" a Depressão, mais difícil será a cura.

A maioria dos doentes deprimidos melhoram com a terapêutica

apropriada, sendo possível prevenir as consequências negativas da Depressão não tratada. A escolha do tratamento vai depender do diagnóstico, da gravidade dos sintomas e das preferências do doente. As duas principais formas passam pela medicação (antidepressivos ou estabilizadores do humor) e pela psicoterapia (cuja técnica deve ser personalizada à situação clínica de cada doente).

É importante estarmos atentos à nossa saúde mental e à das outras pessoas que nos rodeiam, de reconhecermos alguns sinais de alarme de algumas perturbações mentais comuns (como as perturbações depressivas e ansiosas), de não as desvalorizarmos e de sabermos como agir perante as mesmas. Seria bom que estas palavras que aqui escrevo fossem úteis neste aspeto. Ajudarão, com certeza, a aumentar o conhecimento do leitor e espero que desmistifiquem alguns dos preconceitos que possam existir. O ser humano tem uma grande capacidade de ajudar os outros, sobretudo quando prestamos atenção e sabemos que todos podem passar por momentos de fragilidade. Quantas mais pessoas estiverem consciencializadas para os assuntos de saúde e doença mental, maior capacidade iremos ter, como um todo, para nos levar a superar momentos difíceis.

4.1.

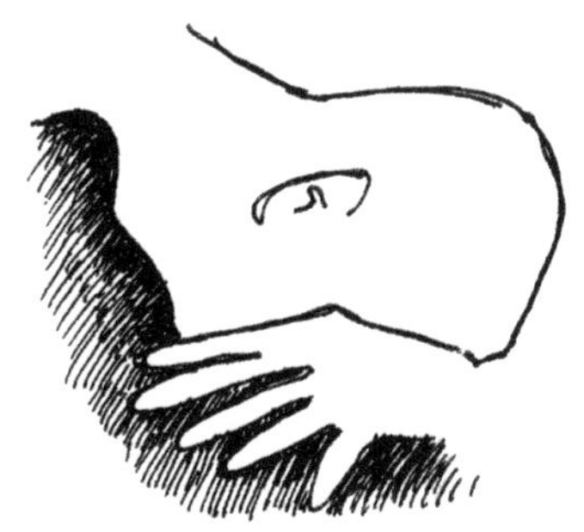

"SERÁ SÓ TRISTEZA?" A DEPRESSÃO *MAJOR*

O Carlos é um homem de 40 anos, num casamento feliz e pai de duas pequenas princesas. Trabalha muito no seu restaurante, onde o conhecem pelo seu dinamismo e boa disposição, tem sempre uma palavra de motivação para a equipa e gosta de falar com os clientes.

Há cerca de dois meses que nota que anda sempre cansado, perdeu a paciência para os clientes e brincar com as suas filhas deixou de lhe dar prazer. Por vezes, até se irrita e grita com elas, algo que nunca lhe tinha acontecido. Começou a chegar tarde ao restaurante, refugiando-se logo no seu escritório para não ter de falar com ninguém, e a notar dificuldades em se concentrar. Enganava-se com frequência nas faturações e nas encomendas dos fornecedores.

Foi progressivamente invadido por um sentimento de profunda tristeza, "um vazio", uma sensação constante, que lhe parecia injustificada pois tudo corria bem na sua vida. Claro que havia alguns fatores de stress (haverá alguém que não os tenha?): ser dono do seu próprio negócio, ter duas filhas pequenas, os pais estarem a ficar mais velhos e com alguns problemas de saúde. No entanto, sempre lidou bem com tudo isto.

Acordava de madrugada, bem antes do despertador, sen-

tindo-se desesperado por não conseguir descansar suficiente. A situação começou a afetar-lhe o apetite, o que teve consequências como perder peso de uma forma estranha. No campo da sexualidade, algo onde sempre se sentiu à vontade, viu-se a ter problemas, sem perceber porquê. Adora a sua esposa e continua atraído por ela.

Sente a cabeça vazia, o raciocínio mais lento, mas, ao mesmo tempo, afogado em pensamentos negativos, tais como: «não vale a pena», «és um péssimo pai e marido», «o negócio vai correr mal», «não fazes falta a ninguém».

A sua mulher insistiu que ele devia ir a um Psiquiatra. Primeiro, o Carlos reagiu mal – «não sou maluco... estou apenas cansado» – depois, decidiu falar com outros dois amigos. Ficou surpreso por estes partilharem da opinião da sua mulher e por um deles lhe ter admitido que já uma vez precisou deste tipo de ajuda e que tinha sido muito importante para ele na altura.

Ter uma Depressão *Major*, o diagnóstico do Carlos, é uma experiência muito diferente do que simplesmente estar triste, em baixo ou cansado. Todos nós já experienciámos dias menos bons, em que a tristeza se abate como uma nuvem escura, que não nos permite ver as coisas positivas que existem na vida. Habitualmente, isto costuma acontecer de forma reativa a determinadas situações que são, efetivamente, tristes, tais como perdas (de uma amizade, de um emprego ou de um projeto de vida), lutos, doenças ou ruturas afetivas. Esta sensação de tristeza acaba por ser reconhecida como adequada às circunstâncias que a provocam e pode ser combatida através da procura de estímulos positivos, como uma conversa com amigos, um abraço, uma atividade que proporcione prazer, ou mesmo, uma memória de algo que nos deixe feliz. Na "tristeza normal", o nosso estado de humor é reativo aos estímulos externos, é tipicamente oscilante e temporário, vai melhorando com o passar do tempo, há poucos mais sintomas para além deste sentimento e a capacidade de gerir o dia-a-dia é minimamente afetada (claro que pode haver exceções, normalmente dependentes da intensidade do sentimento e da situação negativa, mas, em regra, numa situação não patológica, são poucos os outros sintomas e existe reatividade ao meio externo).

Por outro lado, a "tristeza patológica" ou o humor deprimido – o principal sintoma de uma Depressão *Major* – caracteriza-se por ser persistente e duradouro (prolongando-se por semanas ou meses) e, na grande maioria dos casos, não é reativo a eventos externos (isto é, mesmo que se experiencie um acontecimento positivo, como ir de férias ou mesmo ganhar o *Euromilhões*, a pessoa permanece num estado de profunda tristeza). O humor deprimido não é controlável pelo sujeito, não é possível "animar-se" ou ver as coisas de forma positiva. Este tipo de humor confere uma tonalidade negativa e pessimista do presente, do passado e do futuro.

Pessoas que têm uma Depressão *Major*, muitas vezes descrevem a sua vida como se esta não tivesse valor ou comparando-se de forma depreciativa com os outros. São típicos os pensamentos e as frases como as ditas pelo Carlos: «não fazes falta a ninguém», «sou um péssimo pai (ou mãe, ou filho)», «sou um profissional incompetente», «vai tudo correr mal», «nunca vou conseguir fazer nada de jeito». Para além de serem pensamentos que comportam um elevado grau de sofrimento, na Depressão, eles ocorrem de forma repetitiva e invasiva da esfera mental, quase como se fossem uma pastilha elástica já farta de ser mastigada. A este sintoma nós chamamos "ruminações depressivas".

Embora a característica mais típica dos estados depressivos seja a proeminência dos sentimentos de tristeza ou vazio – o humor depressivo –, nem todos os doentes os relatam. Muitos referem, sobretudo, a perda da capacidade de experimentar prazer nas atividades em geral e a redução do interesse pelo meio externo – um sintoma a que chamamos anedonia.

A Depressão *Major* frequentemente associa-se à sensação de fadiga ou perda de energia, a alterações da nossa vida instintiva, como o sono, o apetite ou a líbido, assim como a dificuldades no funcionamento cognitivo, a vários níveis, sendo os mais comuns as dificuldades de memória, atenção e concentração.

Sem o tratamento adequado, os sintomas podem permanecer por semanas, meses ou anos, levando a consequências severas nos vários campos de funcionamento (pessoal, laboral, familiar e social) do indivíduo afetado.

Quais são exatamente os sintomas de uma Depressão?

Hoje em dia, a Depressão *Major* é considerada uma doença heterógena, em que o conjunto de sintomas que as pessoas afetadas têm é diferente de indivíduo para indivíduo.

Esta variação poderá estar associada aos diferentes aspetos físicos e psicológicos de cada um de nós, assim como a diferentes mecanismos patológicos que possam estar por detrás do aparecimento de um quadro depressivo.

As depressões são melhor compreendidas como um constructo multidimensional[69], como esquematizo na figura seguinte.

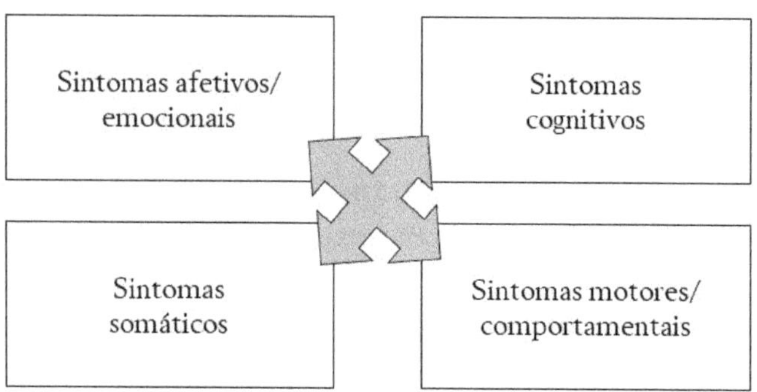

esquema 9 - Várias dimensões de sintomas na Depressão *Major*

No campo dos **sintomas afetivos ou emocionais**, são frequentes os seguintes:

- **Tristeza patológica** – a que também se chama humor deprimido.
- **Anedonia** – perda de interesse ou do prazer nas atividades que anteriormente eram agradáveis para o paciente.
- **Ansiedade**
- **Irritabilidade** – um sintoma muito frequente em adolescentes com Depressão.
- **Alterações da reatividade emocional** – que podem ir desde labilidade emocional, em que com pequenos estímulos a pessoa tem grande reações emocionais (como crises de choro ao ver algo na televisão, por exemplo), até anestesia afetiva (em que a pessoa parece não conseguir ter ou expressar emoções).
- **Apatia** – há um desinteresse generalizado pelo meio envolvente.

No campo dos **sintomas cognitivos** (ou relacionados com o processo de pensamento), são frequentes os seguintes:

- **Lentificação do pensamento** – em que as pessoas se queixam que pensam devagar, com grande esforço para raciocinar ou tomar decisões.
- **Caráter negativo dos pensamentos** – toda a vida da pessoa afetada é visualizada sob uma perspetiva negra, quase como se olhasse para tudo com óculos escuros.
- **Pensamento monotemático ou ruminativo** – a pessoa está sempre "a bater na mesma tecla", habitualmente negativa sobre si própria ou sobre a sua vida.
- **Baixa da autoestima** – estados depressivos levam a alterações da forma como a se vê e valoriza, levando a problemas de autoconceito.

- **Ideação de culpa, ruína, hipocondria** – são típicos pensamentos sobre estes temas, tais como «é tudo culpa minha», «estou completamente arruinado», «só posso ter uma doença muito grave». Por vezes, estes podem chegar a estados graves, em que o pensamento se transforma num delírio – uma ideia falsa, mas da qual o paciente tem convicção plena, sendo irredutível perante uma argumentação lógica ou opinião coletiva. Quando um paciente tem sintomas de psicose, ou perda de contacto com a realidade, como é o caso de delírios ou alucinações (ver ou ouvir coisas que não existem), trata-se de uma situação severa que deve levar urgentemente a uma observação psiquiátrica.
- **Ideação suicida ou pensamentos sobre a morte** – a Depressão *Major* é o principal fator de risco para suicídio. Este tipo de pensamentos ou ideias, na sua maioria, não significam que a pessoa queira efetivamente suicidar-se, mas devem ser levados muito a sério.
- **Défice de atenção, de concentração ou de memória** – são sintomas típicos da Depressão, as pessoas queixam-se de andar mais distraídas, com a "cabeça no ar" e de ser difícil realizar tarefas que exijam maior concentração (como estudar, ler ou trabalhar).

No campo dos **sintomas somáticos** (ou físicos), são frequentes os seguintes:

- **Astenia** – ou cansaço fácil.
- **Alterações do sono** – que podem ser dificuldades em adormecer ou em manter o sono, a chamada insónia, mas em que pode ocorrer o oposto, a hipersónia, ou excesso de necessidade de dormir e sonolência durante o dia.
- **Alterações do apetite** – o mais frequente é a perda de apetite ou anorexia, mas também pode ocorrer o aumento de apetite, sobretudo de coisas doces (a chamada *confort food*).

- **Alterações do peso** – estas alterações de apetite podem condicionar perda ou aumento do peso corporal.
- **Disfunção sexual** – as dificuldades sexuais são típicas dos quadros depressivos, quer sob a forma de alterações do desejo (ou da líbido), quer na dificuldade em atingir o orgasmo ou mesmo disfunção eréctil.
- **Queixas álgicas** – muitas pessoas com Depressão apresentam queixas dolorosas, que podem ser cefaleias, dores musculares, queixas articulares. Algumas pessoas, inclusivamente, descrevem a experiência de Depressão como algo muito físico, que provoca apertos no coração ou dor ao respirar. A estes sintomas chamamos de psicossomáticos (da relação entre a parte psicológica e parte física do corpo, que, como já vimos, não são tão fáceis de separar quanto isso!).
- **Perturbações gastrointestinais** – indisposições, gases, cólicas, são alguns dos sintomas, também psicossomáticos, que podem advir de uma Depressão *Major*. O nosso sistema gastrointestinal está povoado de células neuroendrócinas, que são altamente parecidas com os circuitos de neurotransmissores que temos no cérebro e que comunicam com estas últimas de forma bidirecional.

No campo dos **sintomas motores e comportamentais**, são frequentes os seguintes:

- **Alterações psicomotoras** – o mais frequente é observarmos alguém com Depressão ficar inibido, parado, lento ou inativo. Tipicamente, a pessoa descreve que só lhe apetece ficar na cama ou no sofá. Porém, alguns doentes apresentam agitação psicomotora, não conseguem ficar parados e, habitualmente, têm também elevado nível de irritabilidade.
- **Isolamento social** – muitos dos pacientes com Depressão isolam-se, deixam de atender o telefone ou evitam encontros com

os amigos. Referem que apenas se sentem bem sozinhos, "no seu canto" ou que não têm paciência para ninguém. O isolamento pode agravar a Depressão, no entanto, os desejos das pessoas devem ser respeitados, já que não ajuda obrigar a pessoa deprimida a socializar à força. Por vezes, estar presente, mostrar disponibilidade e ter paciência para que o indivíduo melhore ao seu ritmo, são estratégias suficientemente boas.

- **Diminuição da produtividade** – é uma das consequências de estar deprimido. Tudo é mais lento, existem dificuldades cognitivas e o próprio corpo está inibido. Como deve imaginar, é impossível ter a mesma produtividade no trabalho ou nos estudos quando se têm estes sintomas.
- **Negligência com a aparência e higiene** – em casos mais graves, começa a existir descuido com alguns autocuidados básicos, como tomar banho, pentear, fazer a barba, mudar de roupa, sair do pijama. Alguns pacientes que os psiquiatras atendem, referem explicitamente este problema, de que se envergonham, dizendo que naquele dia se arranjaram (o dia da consulta), mas que por vários dias não o fizeram.
- **Comportamentos autolesivos ou tentativas de suicídio** – também em casos graves, a pessoa pode magoar-se de propósito, com intenção de se suicidar ou, simplesmente, de se magoar fisicamente. Muitos descrevem que o fazem em situações de grande desespero, em que não encontram saídas para o seu sofrimento. Outros descrevem que se magoam numa tentativa que a dor física minimize a dor psíquica. É possível prevenir isto, a Depressão é uma condição tratável e com a melhoria dos sintomas podem-se encontrar soluções para quase todos os problemas.
- **Condutas autodestrutivas** – são algo semelhantes aos dois anteriores, existe perda de autocuidado e o indivíduo pode enveredar por caminhos destrutivos, que agravam a parte mental e que podem levar a danos físicos. São exemplos o abuso de

álcool ou drogas, o abandono de medicação de que necessita para outras condições de saúde, o começar a fumar, o deixar de comparecer no trabalho ou na escola de forma injustificada. Habitualmente, estes pacientes justificam estas condutas dizendo: «deixei de me preocupar ou de querer saber».

Existem múltiplos sintomas e sinais das perturbações depressivas, mas o agrupamento exato destes ou "a síndrome" é muito variável de pessoa para pessoa. Nalguns casos, os sintomas são vários e muito intensos, o que releva estarmos perante uma Depressão severa, normalmente bastante visível. Noutros casos, se houver um menor número de sintomas ou de menor intensidade, considera-se uma Depressão ligeira, que muitas vezes passa despercebida e não é tratada, podendo evoluir para formas mais graves de doença.

Existe um vídeo online, muito bem conseguido, que ilustra a experiência de viver com uma Depressão, feito por um ilustrador Australiano, Matthew Johnstone, em colaboração com a Organização Mundial da Saúde, que se chama: *I Had a Black Dog: His Name was Depression*[70]. Se tiver a possibilidade de o visualizar, faça-o como complemento a esta leitura.

O que causa a Depressão *Major*?

A Depressão é uma doença psiquiátrica que tem na sua base uma complexa interação entre fatores biológicos, psicológicos e sociais. Em termos de investigação, sabemos que existem alterações no funcionamento de neurotransmissores, disfunções hormonais e do sistema imunitário, alterações na expressão genética, assim como na morfologia e no funcionamento de áreas chaves do cérebro. É uma doença em que a interação com o ambiente é de importância fulcral. O *stress*, sobretudo prolongado, intenso ou em alturas chave do nosso desenvolvimento psicossocial, está em muito relacionado com aparecimento de perturbações depressivas. O tipo de sociedade e cultura em que vivemos, também pode ser protetor ou um risco para Depressão. O que comemos, se estudamos, se casamos, se temos amigos, se nos sentimos seguros, influem no risco de vir a ter (ou não) uma perturbação depressiva. No capítulo anterior, poderá ler a descrição dos dez principais achados de investigação sobre a etiologia (causa) desta condição médica.

Poderá achar interessante ler mais sobre a fisiopatologia da Depressão (ou das depressões, pois tudo indica que existem vários tipos de depressões com vários tipos de etiologias diferentes), algo que ocupa capítulos inteiros de livros de Psiquiatria, Psicologia, Medicina e Neurociências. Um bom resumo pode ser encontrado no artigo do psiquiatra e investigador Suíço, Gregor Hasler, intitulado: *Pathophysiology of depression*[71].

Como se diagnostica uma Depressão *Major*?

O diagnóstico é clínico, ou seja, baseia-se em sintomas e sinais que o clínico observa, verificando se esta síndrome se encaixa nos critérios diagnósticos de Depressão *Major*. Apesar de ser possível ver alterações no funcionamento e na morfologia do cérebro em pessoas deprimidas, nos dias de hoje, não existem exames complementares práticos, com custo acessível ou fáceis de realizar, que possam confirmar o diagnóstico.

Os exames de imagem do sistema nervoso central, como uma TAC ou uma ressonância magnética, não detetam estas alterações. Só técnicas de imagiologia mais complexas (e dispendiosas) como a ressonância magnética funcional ou a tomografia computadorizada por emissão de positrões (*PET scan*), o podem fazer, mas mesmo estas, ainda estão longe de estarem "calibradas" para o diagnóstico de Depressão, pois existem muitas variações normais no padrão de funcionamento de cada um dos nossos cérebros. Os exames de sangue também não ajudam muito neste diagnóstico, pois muitas das alterações químicas (como as dos neurotransmissores: serotonina, dopamina ou noradrenalina) não se refletem no corpo à periferia, onde é feita a colheita de sangue para análises. Medir estes neurotransmissores no sangue não tem grande utilidade, pois estará a medir-se apenas o que se está a passar fora do sistema nervoso central (ou seja, a sua atividade nas plaquetas, no que é libertado pela glândula suprarrenal, ou a atividade das várias células neuroendrócinas que temos espalhadas pelo corpo). É possível ter medidas aproximadas da atividade dos neurotransmissores do cérebro através do líquido cefalorraquidiano (líquido que banha o sistema nervoso central), mas cuja colheita envolve um difícil procedimento médico chamado punção lombar. Isto é algo que, como o leitor pode imaginar, não se faz por rotina e envolve riscos elevados.

Por se tratar de um diagnóstico exclusivamente clínico, sem possibilidade de recurso a exames complementares, os médicos são minuciosos no que diz respeito à colheita da história clínica, tentando perceber ao máximo as circunstâncias envolventes, os antecedentes médicos e psiquiátricos, a intensidade dos sintomas e a forma como estes afetam a pessoa no seu dia-a-dia. Conseguir estabelecer uma relação empática com o seu médico, acaba por ser determinante na área da saúde mental, pois para um correto diagnóstico (que não pode ser confirmado por exames) é importante que "tudo fique às claras", mesmo que sejam sintomas ou comportamentos difíceis de falar. Os psiquiatras (ou os psicólogos), apesar de muitos terem uma grande intuição resultante dos seus anos de trabalho na área, não adivinham o que se está a passar na cabeça de uma pessoa. Por isso, é que somos muito chatos e fazemos imensas perguntas, habitualmente em consultas bem mais demoradas que a típica consulta de um médico de outra especialidade.

Em alguns casos, o médico poderá requisitar exames, pois existem algumas doenças que se podem apresentar com sintomas semelhantes aos da Depressão e que devem ser excluídas (tais como problemas de tiroide, anemia, doença de Parkinson, alguns défices nutricionais e determinadas infeções). O clínico também poderá decidir fazer uma avaliação de saúde geral, mesmo que não relacionada com a Depressão. Afinal, ter o corpo saudável ajuda a ter uma mente saudável (e vice-versa)!

Na seguinte tabela, esquematizo como se define a Perturbação Depressiva *Major*, de acordo com o consenso mais atual da Associação Americana de Psiquiatria.

Definição de Perturbação Depressiva *Major*,
segundo os critérios da DSM-5[72]

Estão presentes cinco (ou mais) dos seguintes sintomas, durante um período de pelo menos duas semanas consecutivas, representando uma alteração do funcionamento prévio (é obrigatório que se verifique humor depressivo ou anedonia):

- Humor deprimido
- Anedonia – diminuição do interesse ou prazer por atividades que anteriormente davam prazer
- Diminuição ou aumento do apetite e/ou do peso
- Insónia ou hipersónia
- Agitação ou lentificação psicomotora
- Fadiga ou perda de energia
- Sentimentos de desvalorização, culpa excessiva ou inapropriada
- Diminuição da capacidade de pensar, de concentração ou de tomar decisões
- Pensamentos de morte recorrentes ou ideação suicida

Os sintomas causam mal-estar significativo ou défice no funcionamento social, ocupacional ou noutras áreas importantes do funcionamento.

Os sintomas não são mais bem explicados por outra perturbação psiquiátrica.

Estes sintomas não são atribuíveis aos efeitos fisiológicos de uma substância (como drogas ou medicamentos) ou a outra condição médica.

Nunca existiu um episódio maníaco ou hipomaníaco (neste caso, poderá pôr-se em hipótese um diagnóstico de Doença Bipolar).

A Depressão *Major* é sempre crónica?

Ter um episódio depressivo não significa que se vai ficar depressivo para sempre, preconceito bastante frequente e que leva muitos dos pacientes, amigos e familiares a um sofrimento totalmente desnecessário. A Depressão trata-se e uma boa parte das pessoas que tem um primeiro episódio, pode não voltar a ter outro ao longo da sua vida, especialmente se tiver um tratamento adequado. Na minha experiência, quanto mais investimento existir em cumprir o tratamento prescrito, em focar-se nas mudanças de circunstâncias externas que poderão ter precipitado o episódio depressivo e na própria mudança interna (num enfoque mais psicológico), melhores os resultados. A Depressão não é uma doença simples e, consequentemente, o tratamento acaba por envolver vários aspetos – biológicos, psicológicos e sociais.

Existe uma forma menos frequente de Depressão, chamada Distímia, ou Perturbação Depressiva Persistente. É uma forma mais crónica de perturbação depressiva, caracterizando-se pela presença de sintomas com menor gravidade e intensidade, mas geralmente mais duradouros (para o seu diagnóstico, é necessário que estejam presentes durante mais de dois anos).

Apesar de, na grande maioria dos casos, a Depressão *Major* não ser considerada uma doença crónica, a verdade é que podem existir recorrências. Ou seja, a pessoa teve um episódio depressivo *major*, foi diagnosticada, fez tratamento e entrou em remissão completa – deixou de ter sintomas depressivos e recuperou totalmente a sua funcionalidade – mas, após um período mais ou menos prolongado (meses a anos), pode voltar a ter novamente uma Depressão. A isto chamamos Perturbação Depressiva Recorrente, esquematizada na figura seguinte:

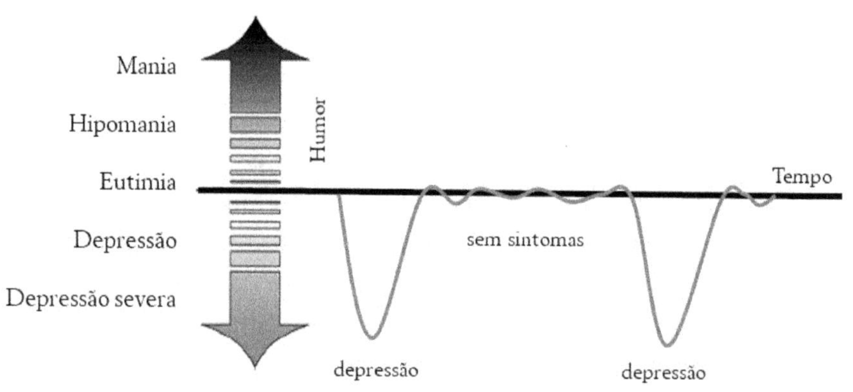

gráfico 3 - Depressão Recorrente

A probabilidade de vir a ter uma recorrência depende de múltiplos fatores – desde aspetos de personalidade, da vulnerabilidade genética, do ambiente em que se vive, do suporte social, da idade do primeiro episódio, da resposta aos tratamentos, entre outros – mas, de uma forma muito geral, depois de um primeiro diagnóstico de Depressão *Major*, o risco de vir a sofrer de um novo episódio ao longo da vida é de 50 %[73]. Infelizmente, quanto mais episódios existirem, maior a probabilidade de vir a ter outro futuramente. Isto realça a importância de se tratar adequadamente e o mais precocemente possível uma perturbação depressiva. Como em quase todas as doenças médicas, quanto mais "se deixar andar" mais complicado será o tratamento, e maior a hipótese de o problema voltar.

Porque é que a Depressão é mais frequente em mulheres?

É reconhecido que a Depressão é bem mais prevalente no sexo feminino. Quase uma em cada quatro mulheres irá ter um episódio depressivo ao longo da sua vida, comparando com um em cada dez homens[74]. Os cientistas têm tentado perceber quais as potenciais causas que contribuem para este risco aumentado. Determinados fatores biológicos, hormonais e psicossociais exclusivos das mulheres podem estar associados a alterações do funcionamento do cérebro, que afetam o processamento das emoções e que poderão aumentar a vulnerabilidade para Depressão. Alturas do ciclo de vida (puberdade, gravidez, parto, menopausa) e mesmo do ciclo menstrual, levam a acentuadas mudanças biológicas e hormonais, que se pensa serem a base de alguns tipos frequentes de Depressão, como as depressões pós-parto e pós-menopausa. Um diagnóstico que também se associa às perturbações depressivas, e que é exclusivo das mulheres, é a Perturbação Disfórica Pré-Menstrual – cujos sintomas principais são a irritabilidade, o humor deprimido, a labilidade afetiva, queixas de ansiedade, dificuldades de concentração, a letargia e a fadiga.

Como se trata a Depressão *Major*?

O primeiro e mais importante passo do tratamento é pedir ajuda. Apesar das perturbações depressivas serem extremamente frequentes – em ambos os sexos, em pessoas de todas as idades e de todos os estratos socioeconómicos – para muitos ainda é difícil concretizar este passo inicial. No caso do Carlos, superar o estigma de falar sobre um problema de saúde mental e ir a um psiquiatra, não foi uma coisa fácil. Da primeira vez que a sua esposa (atenta, felizmente) lhe disse que não o achava bem e que talvez fosse boa ideia consultar um psiquiatra, ele reagiu mal, respondendo «que não era maluco». Infelizmente, muitas pessoas acham que ter uma doença mental é ser maluco ou louco, que a «Depressão não existe» ou que não "têm tempo para depressões». Todos estes preconceitos e ideias erradas levam a que uma coisa tão simples, como pedir ajuda para um problema de saúde comum, se torne em algo extremamente complicado. Não precisa de ser assim!

Felizmente, a maioria dos profissionais de saúde está treinado para reconhecer as doenças mentais mais comuns, nomeadamente a Depressão e a Ansiedade. É perfeitamente possível, hoje em dia, falar com (quase) qualquer médico sobre estes assuntos e ser bem orientado. E garantidamente, se estiver perante um profissional competente e sério, não irá ser tratado como se não fosse nada ou como um tolo. Todos nós que trabalhamos na área da saúde, sabemos o quão é importante tratar a Depressão.

As formas mais comuns de tratamento da Depressão *Major* são os medicamentos antidepressivos e a psicoterapia. A escolha de um ou de outro, assim como dos vários tipos de antidepressivos e de psicoterapias, irá depender de múltiplos fatores que incluem (entre outros) o tipo de sintomas, a sua intensidade e prejuízo do funcionamento da pessoa, as experiências prévias de tratamento, as doenças associadas, o contexto psicossocial e, claro, a preferência do doente. Geralmente, o tratamento mais eficaz é uma combinação de ambos – foi isto que o Carlos fez, iniciou um antidepressivo e começou a ir a consultas de psicoterapia.

Em casos mais graves, normalmente em situações de risco de vida, poderá ser preciso um internamento hospitalar, habitualmente de poucas semanas enquanto se estabiliza a situação.

Usualmente, a medicação demora entre três a seis semanas para começar a fazer efeito, e é preciso alguma paciência na fase inicial. Também um processo de psicoterapia demora algumas semanas a ter eficácia. Mas, no tratamento da Depressão, a persistência compensa.

Para além do "tratamento propriamente dito", há várias coisas que ajudam e que não devem ser descuradas: fazer exercício físico, alimentar-se adequadamente, evitar álcool ou drogas, praticar meditação, socializar, investir num *hobbie*, gerir o *stress* e ter "tempo para si".

Não há nada mais recompensador, para quem trabalha nesta área, do que ver um paciente, como o Carlos, a dizer que já se sente melhor, que voltou a ser quem era ou que já não se irrita com as filhas que adora. É perfeitamente possível recuperar de uma Depressão e evitar consequências graves que dela poderiam vir. E volto a repetir-me, é possível ficar bem, mesmo quando se passa por uma fase em que não está tudo bem.

4.2.

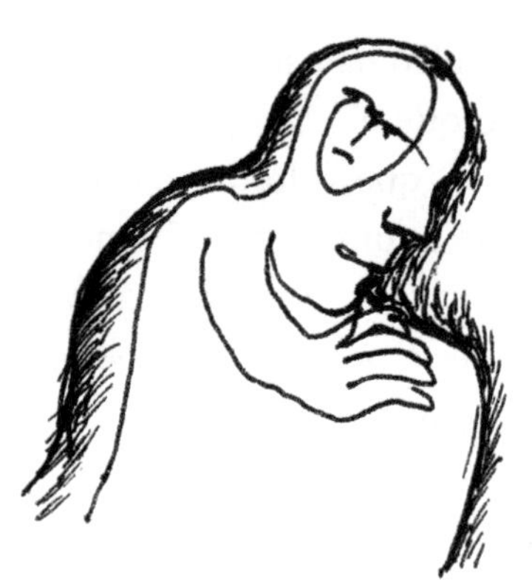

"AOS ALTOS E BAIXOS." A DOENÇA BIPOLAR

A Luísa é uma arquiteta de 30 anos. Gosta da sua independência e valoriza o seu grupo de amigos. Apesar de ser uma pessoa generosa, uma profissional competente e de ter uma personalidade simpática e genuína, tem tido algumas dificuldades no que toca a estabilizar a sua vida. Tanto nos trabalhos como a nível dos relacionamentos, as coisas não estão fáceis. Os seus namoros nunca duram mais do que alguns meses, apesar de sentir que gostava de assentar. O mesmo se passa com os ateliers por onde passa, o emprego mais longo que teve durou apenas um ano e meio. Ela já reparou que esta inconstância na sua vida está relacionada com a instabilidade que tem a nível emocional. O seu grupo de amigos já a conhece bem e tolera os seus altos e baixos, mas o mesmo não se passa com os namorados, com os seus colegas ou clientes.

Existem alturas do ano em que se sente profundamente triste e cansada, com dificuldades em se concentrar nos projetos, faltando vários dias ao trabalho porque não consegue sair da cama. Isto já levou a que não lhe renovassem contratos ou a convidassem a sair. Quando assim é, isola-se, não quer ver ninguém e nem pensa em namoros. Depois, sem que nada de especial aconteça na sua vida, volta ao seu normal. Passa alguns meses bem, sentindo-se criativa, social e produtiva.

Menos frequentemente tem umas fases "para cima", em que se sente com uma energia brutal, existindo dias em que dorme duas ou três horas por noite e, mesmo assim, sente-se "fresca que nem uma alface". Nestas alturas, sente-se mais criativa, mais faladora e desinibida do que o habitual (o que é ótimo para encontrar um namorado) e, como não tem de dormir tantas horas, o dia rende imenso (o que é ótimo quando se está a trabalhar num projeto). No entanto, isto por vezes é demais... Com tanta aceleração e tantas ideias na mente, distrai-se com facilidade, tem lapsos nos trabalhos que normalmente nunca faria. A sua energia e boa disposição é tão grande que se irrita com a lentidão e aparente apatia dos outros, o que leva frequentemente a conflitos e por vezes a ruturas (afetivas e profissionais).

Os seus amigos notam perfeitamente estes altos e baixos. As alturas em que parece que "está ligada à corrente" e as outras em que "fica sem bateria". Sentem que, conforme estas fases, a Luísa parece uma pessoa diferente e que, por vezes, é difícil lidar com isso. Estão preocupados com ela...

A Doença Bipolar (no passado conhecida como Doença Maníaco-Depressiva), é uma perturbação psiquiátrica, caracterizada por mudanças extremas do humor, da energia e do funcionamento geral. Na sua base, está a alternância entre episódios depressivos (como os descritos no capítulo anterior) e episódios de mania ou de hipomania. Na Doença Bipolar, as variações do humor são bem diferentes e muito mais intensas daquilo que é a flutuação normal do estado emocional interno.

É verdade que todos temos os nossos altos e baixos, não estamos sempre bem-dispostos, não temos sempre o mesmo nível de energia, por vezes, estamos mais tristes, outras, mais excitados. Habitualmente, conseguimos perceber o que nos levou a esta oscilação e estas variações acabam por não afetar de uma forma marcante o nosso funcionamento ou as nossas relações. A personalidade, maneira de estar ou de interagir, não varia assim tanto, quando estamos num dia pior ou num dia melhor... Para todos os efeitos, continuamos a ser como somos e os outros também nos reconhecem desta forma. Quando se tem uma Doença Bipolar, não é bem assim. Tente imaginar que o seu humor tinha fases de altos e baixos extremos, aparentemente sem qualquer relação com o que se está a passar na sua vida e que quando está numa destas fases, parece uma pessoa totalmente diferente, por vezes até irreconhecível para os seus familiares, colegas ou amigos. Esta é a situação que se passa com a Luísa, do exemplo acima, e com muitas das pessoas que sofrem de uma Doença Bipolar. A imagem abaixo mostra a variação do humor nesta doença.

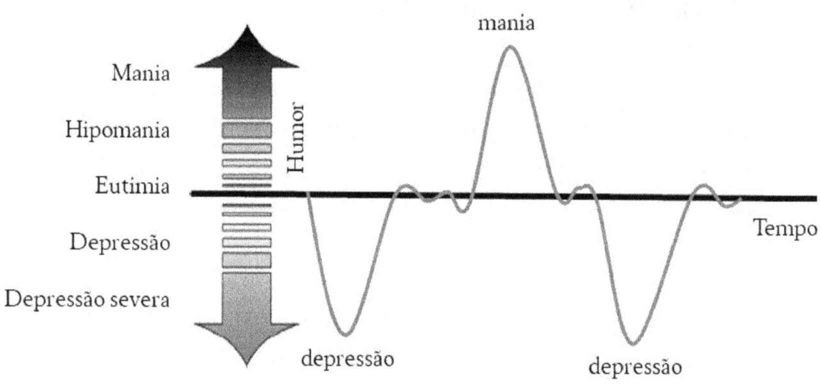

gráfico 4 - Humor numa Doença Bipolar

Até 1,5 % da população apresenta uma Perturbação Bipolar, sendo a prevalência igual para homens e mulheres[75]. Habitualmente, a Doença Bipolar tem o seu início na adolescência tardia ou na idade adulta jovem, no entanto, alguns doentes têm os seus primeiros sintomas na infância.

Ao contrário da Perturbação Depressiva, a Doença Bipolar é considerada uma doença crónica, com tendência a vários episódios ao longo da vida. Apesar disto, é possível estabilizar estes altos e baixos. Com o tratamento e acompanhamento adequados, a pessoa pode levar uma vida perfeitamente normal e plena. Infelizmente, tal como nas perturbações depressivas, existem demoras ou mesmo ausências no diagnóstico e tratamento. Isto leva a dificuldades não só na vida do indivíduo, como a Luísa bem reparou, mas também na convivência com os outros (que poderão genuinamente ter dificuldade em compreender e aceitar as grandes diferenças na maneira de estar do doente).

O que é um episódio maníaco ou hipomaníaco?

Como em todas as perturbações mentais, existe grande variabilidade nos sintomas de pessoa para pessoa, dependendo de vários fatores biológicos, psicológicos e sociais. Os sintomas de mania e hipomania são muito semelhantes, mas os da mania são mais intensos e, habitualmente, mais prolongados e com consequências mais graves.

Numa fase maníaca, existe tipicamente humor eufórico, o pensamento acelera, existindo um fluxo enorme de ideias, a pessoa fica cheia de energia, envolve-se num excesso de atividades, diminui a necessidade dormir, sente-se grandiosa, com a autoestima a transbordar, fala rápido e alto e comporta-se de forma desinibida com os outros. A certa altura, num episódio maníaco, pode perder noção do que se está a passar com ela, perdendo a consciência de que não é um estado normal, tem dificuldade em controlar as suas ações e, por vezes, fica irritada ou zangada com quem a rodeia por não partilhar o seu estado de espírito ou as suas ideias. Em casos extremos, perde noção da realidade e tem sintomas psicóticos, como delírios ou alucinações (por exemplo, achar que é profeta, um delírio, e ouvir a voz de anjos a falar com ela, uma alucinação auditiva). Nestes casos mais severos, uma vez que perde a noção de estar doente, poderá ser preciso fazer um tratamento em internamento hospitalar para estabilizar o quadro. Por norma, um quadro maníaco leva a grande perturbação da vida do doente, dando origem a perdas de emprego, ruturas de relacionamentos ou mesmo a situações de risco de vida.

Já os episódios de hipomania distinguem-se da mania por serem de menor intensidade e duração, assim como pela ausência de sintomas de psicose e pelo menor grau de disrupção que induzem na vida do paciente. Em regra, a pessoa hipomaníaca está otimista e expansiva, mas não tão intensamente como na mania. Este quadro pode passar despercebido, poderão não existir consequências de maior e até ser sentido como uma fase positiva de aumento de prazer, sociabilidade e produtividade. No entanto, isto não é inócuo, habitualmente após um episódio hipomaníaco segue-se um episódio depressivo grave ou uma entrada em fase maníaca.

Tal como nos episódios depressivos, nos episódios maníacos e hipomaníacos é possível falar de quatro grandes conjuntos de sintomas.

Dentro dos **sintomas afetivos ou emocionais**, são frequentes os seguintes:

- **Humor eufórico** – bem diferente da "felicidade normal", trata-se de uma alegria, boa disposição ou positividade totalmente desproporcionada face às circunstâncias da vida.
- **Aumento do interesse em atividades dirigidas a objetivos** – ocorre por vezes de forma extrema, a pessoa passa a interessar-se e a investir numa multiplicidade de coisas que muitas vezes não tem capacidade de levar até ao fim. São exemplos projetos de negócios, aprender novas línguas, criar relacionamentos, entre outros.
- **Irritabilidade** – é um sintoma também muito frequente, associado com a aceleração, aumento da atividade e elevação do humor, que muitas vezes quem rodeia não compreende.
- **Expansão da experiência emocional** – alguns pacientes descrevem que tudo parece mais vivo, colorido ou divertido, como se a realidade se alterasse dependendo do seu estado de espírito.

No campo dos **sintomas cognitivos** (ou relacionados com o processo de pensamento), são frequentes os seguintes:

- **Aceleração do pensamento** – as pessoas afetadas notam que as ideias surgem ou encadeiam-se de forma mais rápida que o habitual.
- **Fuga de ideias** – em certas situações, os pensamentos são tantos que passam de uns para outros sem chegar ao fim, o que pode levar a que se desorganize e que mesmo o seu discurso seja difícil de seguir.
- **Pensamentos exageradamente positivos** – em fases maníacas e hipomaníacas tudo parece fácil, acessível, livre de problemas, mesmo que na realidade não seja assim.
- **Ideias de grandiosidade** – estas ideias exageradas, por vezes chamadas de megalomania, envolvem conteúdos de poder, conhecimento ou importância, que contrastam com a realidade. São exemplos, possuir um grande talento (inteligência, cultura, beleza), ter um destino especial, conhecer personalidades importantes ou achar que se tem uma grande fortuna. Em casos mais extremos, o pensamento pode transformar-se num delírio – uma ideia falsa, mas da qual o paciente tem convicção plena, sendo irredutível perante uma argumentação lógica ou opinião coletiva. Quando um paciente tem sintomas de psicose, ou perda de contacto com a realidade, como é o caso de delírios ou alucinações (ver ou ouvir coisas que não existem), trata-se de uma situação severa e deve ir urgentemente a uma observação psiquiátrica.
- **Distractibilidade**
- **Criatividade aumentada**

No campo dos **sintomas somáticos** (ou físicos), são frequentes os seguintes:

- **Aumento da energia**
- **Redução da necessidade de sono**

- **Aumento do apetite**
- **Aumento da libido**

No campo dos sintomas motores e comportamentais, são frequentes os seguintes:

- **Agitação psicomotora**
- **Maior sociabilidade e desinibição** – tipicamente numa fase maníaca ou hipomaníaca, as pessoas tendem a ficar mais extrovertidas, a necessitarem de contagiar os outros com a sua alegria (neste caso, com a sua euforia) e a terem manifestações de familiaridade excessiva (o que é provável ser muito incómodo para os outros).
- **Impulsividade** – agir sem pensar devidamente nas consequências e que é passível de trazer grandes complicações à vida da pessoa.
- **Aumento da produtividade** – o que só acontece até certo ponto, a partir do momento em que os vários sintomas se tornam mais intensos pode observar-se o contrário, a pessoa começa a desorganizar-se.
- **Excessos na maneira de vestir e de comportar em público** – por vezes, observa-se uma certa excentricidade, muito proporcional à elação do estado de espírito, que poderá colocar a pessoa em risco (não só de se sentir embraçada posteriormente, mas também de ser vítima por indivíduos mal intencionados).
- **Tendência a comportamentos de risco** – devido ao humor eufórico, ao excesso de positividade e à impulsividade, as pessoas em fase maníaca ou hipomaníaca arriscam a colocar-se em situações de perigo. São exemplos a condução arriscada, gastos excessivos de dinheiro (que por vezes não têm), consumos de substâncias, ou sexo desprotegido.

O que causa a Doença Bipolar?

Não se sabe a causa exata. Dados de investigação sugerem que não existe um fator único, mas sim uma combinação de fatores que pode levar ao desenvolvimento desta doença.

A nossa herança genética parece ser um fator de bastante peso. A Doença Bipolar ocorre geralmente em famílias e a probabilidade de a ter é sete vezes superior se tiver um familiar de primeiro grau com esta doença. Não parece haver um único gene específico alterado, mas sim um conjunto de pequenas alterações, que na sua globalidade conferem este aumento de risco. Mas a genética não é o único fator. Apesar de pessoas com pais ou irmãos com doença bipolar estarem em maior risco de desenvolver a doença, a maioria deles não a irá desenvolver.

Parecem também existir alterações da estrutura e da função do cérebro nas pessoas que desenvolvem uma Perturbação Bipolar. Estas podem condicionar defeitos da normal comunicação das células nervosas, os neurónios, nomeadamente em circuitos responsáveis pelo processamento emocional. Mas, mais uma vez, as alterações são complexas e muito heterogéneas, não existindo um padrão único distintivo e que pudesse eventualmente ser utilizado para diagnóstico como análises ou exames de imagem (como ressonâncias ou tomografias cerebrais).

Fatores psicossociais, como acontecimentos geradores de *stress*, privação de sono ou o abuso de substâncias psicoativas, também parecem ser relevantes, sendo sobretudo relacionados com o surgimento da doença ou com episódios de recaídas.

Tem existindo um grande investimento na investigação das causas da Perturbação Bipolar, de forma a perceber melhor as alterações cerebrais, o funcionamento dos neurotransmissores ou a genética associada. Este melhor entendimento da situação irá ajudar os médicos, os terapeutas, os pacientes e as suas famílias, permitindo prever quais as intervenções preventivas e terapêuticas mais adequadas.

Para mais informações sobre este tema, sugiro a consulta do *site* da *International Bipolar Foundation*[76], onde encontra vários recursos de educação sobre esta doença para complementar a informação deste capítulo.

Porquê falar de Doença Bipolar num livro sobre Ansiedade e Depressão?

A maioria dos doentes bipolares tem muito mais episódios depressivos ao longo da sua vida do que episódios maníacos ou hipomaníacos. Apesar de alguns sintomas depressivos serem mais comuns na bipolaridade, tais como a marcada lentificação psicomotora, a hipersónia (dormir horas a mais e sonolência diurna) ou o início abruto do episódio, as fases depressivas são muito semelhantes àquelas que se observam na Depressão *Major*, levando a dificuldades que atrasam o diagnóstico e o tratamento adequado. Muito habitualmente, estes pacientes respondem pior aos antidepressivos, que podem não ser eficazes ou induzir uma fase de aceleração após a toma dos mesmos.

Na Perturbação Bipolar, é muito frequente a comorbilidade (doenças que ocorrem simultaneamente) com perturbações ansiosas, das quais a Perturbação de Pânico é a mais frequente[77].

Por estas razões, é natural que um clínico, perante um episódio depressivo ou uma perturbação de Ansiedade, queira perceber o historial do paciente em pormenor, nomeadamente tentando detalhar se no passado existiram alturas de mania ou hipomania ou antecedentes familiares de Doença Bipolar que possam levar a suspeitar desta patologia.

Que tipos de Doença Bipolar existem?

Os médicos diagnosticam geralmente três tipos de Doença Bipolar:

- **A Perturbação Bipolar tipo 1** – é a mais grave e implica a existência de episódios severos de alteração do humor, desde mania até Depressão, podendo existir psicose.

- **A Perturbação Bipolar tipo 2** – é uma forma mais ligeira (mas mais frequente) da doença, em que apenas se verifica hipomania e fases depressivas. Não existem episódios maníacos ou psicóticos.
- **A Ciclotimia** – existe uma alternância quase constante de sintomas leves, que não são suficientes para o diagnóstico de um episódio, de hipomania ou de Depressão.

Como se trata?

Os estabilizadores do humor são considerados tratamento de primeira linha, quer para as fases agudas da Doença Bipolar, quer para a prevenção de episódios. Não é fácil para o paciente aceitar que poderá ter de tomar medicamentos durante um longo período, daí que muitos episódios agudos sejam precipitados pelo abandono da medicação após um período de estabilidade. Outros tratamentos também ajudam, especialmente a psicoterapia focada na educação e adaptação à doença. É importante saber quais os sinais de alarme, quais os fatores que podem colocar a pessoa em maior risco de recaída (nomeadamente, o abandono da terapêutica, irregularidade nos ritmos de sono, consumos de drogas e períodos prolongados de *stress* crónico). Tal como na Depressão, cuidados nutricionais e exercício físico são de fundamental importância.

Tanto nas perturbações depressivas, como na Doença Bipolar, a rede de suporte (na maior parte das vezes, a família e amigos próximos) é vital, deve ser valorizada e não esquecida nos processos de tratamento. Os familiares e amigos podem ajudar de várias formas: simplesmente estando lá nos episódios de crise, dando suporte emocional; participando como interlocutores com os terapeutas; reconhecendo sinais de alarme de recaída; encorajando a recuperação completa (que é possível em todas as perturbações do humor) e a manutenção do tratamento.

Infelizmente, muitos doentes são vítimas de preconceito e estigma, o que dificulta todo o processo, desde a procura de ajuda, passando pela manutenção do tratamento, até à integração social. O medo que alguém descubra faz com que alguns pacientes guardem "em segredo" aquilo por que passaram ou estão a passar, limitando as suas hipóteses de tratamento e recuperação.

A Doença Bipolar tem, habitualmente, o seu início durante a fase final da adolescência ou na idade adulta jovem. Dependendo do diagnóstico atempado e do tratamento adequado, estas pessoas conseguem ter vidas totalmente plenas e realizar o seu potencial ao longo da vida. No entanto, episódios prolongados não tratados ou recaídas frequentes pioram o prognóstico, tanto a nível da probabilidade de existirem mais crises, mas também por apresentarem várias consequências a nível académico, social e profissional. De um ponto de vista biológico, poderão existir consequências destas recaídas frequentes ou episódios não tratados, levando a dificuldades cognitivas (que aumentam o risco de demência na idade adulta), bem como a maior resistência ao tratamento.

Possuir educação em assuntos de saúde mental, conhecendo situações e reconhecendo alguns dos sintomas, saber lidar com as doenças e quais os técnicos que podem ajudar, fazem toda a diferença em casos como o da Luísa. No seu caso, amigos mais atentos reconheceram os sinais de uma Doença Bipolar, o que a levou a estudar o assunto e a pôr em causa a ideia de que as variações do humor que tinha, eram apenas o seu feitio ou a sua maneira de ser. Essa consciencialização ajudou a decidi-la a ir a uma consulta de psiquiatria, onde se confirmou o diagnóstico e se iniciou uma terapêutica adequada. Apesar de ainda ter altos e baixos, como todos nós, estes diminuíram francamente de intensidade e frequência, permitindo-lhe chegar à tão desejada estabilidade a nível profissional e relacional.

Por fim, deixo-lhe a sugestão de visitar a página da Associação de Doentes Depressivos e Bipolares (ADEB), em que encontra recursos educacionais e terapêuticos sobre Doença Bipolar (e também Depressão)[78].

5.

PREVENIR A DOENÇA MENTAL

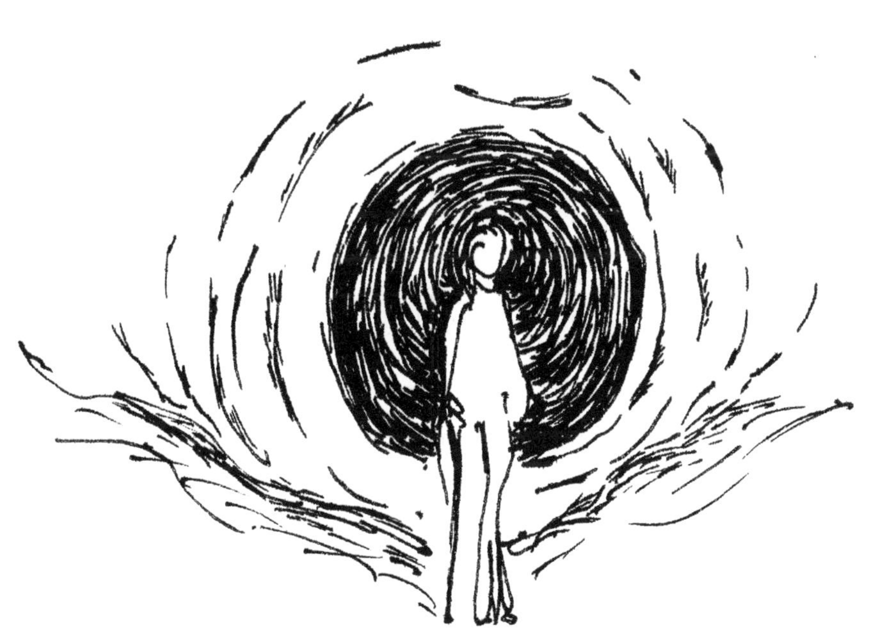

Para nos sentirmos bem e termos a capacidade de desfrutar da nossa vida, é fundamental cuidarmos adequadamente da nossa saúde mental. Mas cuidar não é só diagnosticar e tratar a doença quando esta surge, apesar de isto ser, obviamente, importante. Já diz aquele velho provérbio que «mais vale prevenir que remediar» e, no caso Ansiedade e da Depressão, é impossível não concordar.

Como já vimos, nos capítulos anteriores, sofrer de um episódio depressivo ou passar por uma perturbação de Ansiedade poderá ser uma das experiências mais desagradáveis e desafiantes. Quando estas doenças se instalam, originam consequências várias, por vezes muito graves, ao nível do corpo, da mente, das relações ou do trabalho, causando imenso mal-estar e perda de qualidade de vida. Frequentemente, o tratamento é demorado, envolve medicamentos e psicoterapias que levam o seu tempo a funcionar e que exigem um elevado investimento (emocional, económico ou temporal). Apesar do otimismo que partilho consigo acerca da recuperação total destas situações, reconheço que o percurso é difícil e, por isso, considero que muito mais deveria ser feito na promoção da saúde mental e na prevenção da doença mental.

Porque é importante promover a Saúde Mental e prevenir as Doenças Mentais?

Segundo dados da Organização Mundial de Saúde (OMS)[79], em 2001, cerca de 450 milhões de pessoas em todo o mundo sofriam de uma doença mental. Já em 2017, segundo dados do *Our World in Data*[80], 792 milhões de pessoas foram afetadas por uma doença mental. Transformando estes números em algo mais próximo do nosso coração, uma em cada quatro pessoas que conhece, irá desenvolver uma perturbação mental ao longo da sua vida. Como já havia referido, não é algo que aconteça só aos outros!

As doenças psiquiátricas são as causas principais de morbilidade e mortalidade. Estima-se que em 2030, a Depressão irá ser a principal causa de incapacidade e morte prematura, acima de outras patologias como as doenças cardiovasculares, as doenças respiratórias, a diabetes ou as doenças infeciosas. Atualmente, o suicídio é a segunda principal causa de morte nos jovens da faixa etária entre os 15 e os 29 anos. Pessoas com problemas de saúde mental graves morrem prematuramente – até duas décadas antes – devido a problemas físicos evitáveis[81]. Os dados são conclusivos, as doenças mentais representam um grave problema de saúde pública. Os custos diretos (despesas assistenciais, como consultas, tratamentos ou internamentos) e indiretos (por exemplo, baixas por doença, perda de produtividade, incapacidade permanente ou morte prematura) atingem uma magnitude preocupante. Por isso, a OMS recomenda, desde há muito tempo, que «de forma a reduzir o peso e as consequências das perturbações mentais, tanto a nível de saúde, como social e económico, é essencial que os países prestem maior atenção à prevenção da doença mental, assim como à promoção da saúde mental».

Apesar destes dados contundentes e assustadores, são demasiadamente escassos os investimentos feitos nesta área. Tente lembrar-se da quantidade de campanhas que já deve ter visto, e bem, focadas na prevenção da doença cardiovascular, das doenças respiratórias ou da diabetes. São frequentes e, por certo, já lhe terão dado um folheto informativo sobre alimentação saudável ou os malefícios do tabaco. Já terá visto um anúncio, na televisão ou em jornais, sobre a importância de controlar os fatores de risco cardíacos. Provavelmente, já assistiu a palestras ou teve aulas de saúde na escola que alertavam para a importância de tomar conta do seu corpo. Agora, tente lembrar-se de quantas campanhas lhe falaram sobre emoções, *stress*, bem-estar, Ansiedade ou Depressão... Poucas? É provável que seja esta a sua resposta, ou, talvez ainda pior, nenhumas.

Poderá argumentar-se que estas campanhas, mais relacionadas à parte do corpo, estejam indissociavelmente ligadas à saúde mental. É verdade que qualquer estratégia que promova a melhoria da "saúde física", acabe por melhorar a saúde mental. Como já tinha refletido, no capítulo *Mente sã em corpo são*, não acho que exista uma divisão clara entre a nossa saúde física e mental. Mas uma coisa é certa, «sem saúde mental, não há saúde». E não sou o único a pensar assim. Este *slogan* – na sua versão original em inglês, «*no health without mental health*» – tem sido utilizado por inúmeras instituições e governos por todo o globo para chamar a atenção para a problemática, tentando que haja uma abertura cada vez maior da sociedade para estes temas.

Mas voltando ao assunto, pergunto-me por que razão não há uma maior aposta na promoção da saúde e prevenção da doença mental? Porquê negligenciar uma área tão importante das nossas vidas e que afeta coisas tão importantes como a felicidade, bem-estar e saúde geral? Será uma questão de preconceito? De estigma? Do receio de falar das doenças mentais? Estará relacionado com a pouca educação que temos sobre estas temáticas? Será que o tanto que ainda desconhecemos sobre os processos mentais nos assustam?... Creio que, provavelmente, todas estas hipóteses são válidas.

Compete-nos a todos mudar este panorama. Tanto faz sermos um profissional de saúde (desta ou de outra área), um doente, um familiar de alguém afetado, um decisor político ou um simples cidadão preocupado e interessado nas coisas que podem mudar para melhor na nossa sociedade. Não tenho dúvida que o conhecimento e a educação são as armas mais eficazes para vencer este desafio.

Tal como escrevi, na introdução deste livro, gostaria de pensar que o que escrevo ao longo destes capítulos, possa ajudar nesta tarefa. Que ao passar os olhos por estes temas, o leitor se sinta mais informado, que certos mitos sejam esclarecidos e que a seguinte mensagem fique consigo (e eventualmente a transmita a outros): «Cuidar da mente, tal como cuidamos do físico, é imprescindível para uma vida com melhor qualidade, mais feliz, mais criativa e mais serena».

Quais as diferenças entre promoção da saúde mental e prevenção das doenças mentais?

A promoção da saúde é o processo que permite capacitar as pessoas a melhorar e a aumentar o controle sobre a sua saúde (e seus determinantes – sobretudo, comportamentais, psicossociais e ambientais). Parte de um "paradigma salutogénico", ou seja, valoriza os fatores que interferem positivamente na saúde, levando a medidas que não se dirigem a uma determinada doença ou perturbação, mas que servem para aumentar a saúde e o bem-estar gerais. Enfatiza a transformação das condições de vida e de trabalho que conformam a estrutura subjacente aos problemas de saúde, demandando uma abordagem intersetorial.

Já a prevenção da doença visa diminuir a probabilidade da ocorrência de uma doença (ou a sua incidência), assim como tratar a doença precocemente, minimizar a incapacidade e atenuar os seus efeitos ou futuras consequências. Parte de um "paradigma patogénico", valorizando os fatores que interferem negativamente na saúde. As ações preventivas definem-se como intervenções orientadas a evitar o surgimento de doenças especificas, reduzindo sua incidência e prevalência.

Sobretudo nas intervenções mais básicas, os conceitos são em parte sobreponíveis. Vejamos por exemplo, o de uma campanha de prevenção do tabagismo, que poderá tratar-se de uma medida de promoção da saúde (quando o objetivo principal é melhorar a saúde como um todo) ou de prevenção de doença (quando o objetivo principal é a redução da incidência de doenças pulmonares, por exemplo).

Tanto os programas de promoção, como as estratégias de prevenção, têm como alvo interferir nos chamados "determinantes de saúde mental" ou, mais vulgarmente, nos fatores de risco e nos fatores protetores. Ambos podem ser de natureza individual, familiar, ambiental ou socioeconómica.

A seguinte lista dá-nos um relance dos principais determinantes sociais, ambientais, económicos que foram identificados na área da saúde mental.

Determinantes sociais, ambientais, económicos de saúde mental

A lista que se segue não é exaustiva, apenas uma seleção dos determinantes mais relevantes.

Fatores de risco:

- Acesso fácil a drogas e álcool
- Isolamento/ Alienação
- Falhas a nível de educação, alojamento, transportes
- Desemprego
- Guerra/ Violência
- Descriminação/ Racismo
- Deficiente nutrição
- Rejeição por pares
- *Stress* laboral
- Desigualdades sociais

Fatores protetores:

- Interações sociais positivas
- Participação social
- Tolerância social
- Integração de minorias étnicas
- Bons serviços de suporte social
- Empoderamento ou *Empowerment*
- Liberdade de expressão
- Oportunidades de educação
- Oportunidades de emprego
- Segurança

Muitos destes determinantes de saúde aparentam ser, à primeira vista, muito óbvias. Na realidade, muitos dos fatores que se verificou afetarem a nossa saúde mental parecem uma transposição da *Declara-*

ção Universal dos Direitos Humanos (adotada pela *Organização das Nações Unidas* a 10 de dezembro de 1948)[82]. De facto, como ter saúde mental em situações de insegurança, de desigualdade, de descriminação, de falta de oportunidades ou de falta de liberdade de expressão? É, hoje em dia, muito claro que o ambiente em que nascemos, crescemos e vivemos, tem o potencial de causar ou prevenir doenças. E que se queremos melhorar a saúde das pessoas, é necessário criar sociedades cada vez mais saudáveis, tolerantes, pacíficas e justas. Como pode ver, intervir nestes determinantes de saúde é uma tarefa que não compete apenas aos profissionais de saúde, mas a todos nós!

De seguida poderá ver na lista complementar um relance dos principais determinantes individuais ou familiares de saúde mental.

Determinantes individuais ou familiares de saúde mental

A lista que se segue não é exaustiva, apenas uma seleção dos determinantes mais relevantes.

Fatores de risco:

- Abuso ou negligência infantil
- Abuso ou negligência no idoso
- Uso excessivo de substâncias
- Exposição à violência, agressão ou trauma
- Doença física crónica
- Falta de competências sociais
- Acontecimentos de vida *stressores*
- Doença mental parental
- Complicações na gravidez ou no parto

Fatores protetores:

- Adaptabilidade

- Autonomia
- Boa capacidade de lidar com o *stress*
- Literacia
- Interação positiva pais-filho
- Apoio social de família e amigos
- Boa autoestima
- Prática de exercício físico
- Estimulação cognitiva da nascença à velhice

Estes fatores individuais e familiares estão muito relacionados com o nosso percurso de vida, com a família em que nascemos, com a maneira como somos estimulados e cuidados e, finalmente, com a forma com que aprendemos a praticar o autocuidado. Todos nós evoluímos no seio de uma organização social, numa cultura, numa família e num corpo. Se estas estruturas de base forem suficientemente boas, teremos um campo fértil para o desenvolvimento das nossas competências emocionais assim como para, de forma autónoma, sabermos como cuidar das nossas necessidades. Claro que nem tudo depende de nós, há alturas da vida de elevada dependência dos outros (caso da infância e da velhice) e, por vezes, há acontecimentos imprevisíveis, há doenças que surgem. Não significa que não nos devamos focar nas coisas que podemos controlar e que venham a promover a nossa saúde mental (e o nosso bem-estar).

A meu ver, uma das mais importantes passa por estimular e cuidar o nosso corpo e a nossa mente, ao longo de toda a vida, através do exercício físico, da educação, das interações com as outras pessoas, da prática de uma atividade artística e do equilíbrio entre trabalho e lazer. Fazer isto de forma consciente e persistente, é algo que torna as pessoas (muito) mais resistentes a todo o tipo de doenças, nomeadamente à Depressão e à Ansiedade. Quando cuidamos bem de nós, é muito mais provável que consigamos também cuidar melhor dos outros, quer seja no papel de pais, filhos, amigos, companheiros ou colegas. É uma ótima estratégia de promoção e prevenção, pois ser bem cuidado, ter interações sociais positivas, ter o apoio uma boa rede de suporte social, parece prevenir a doença mental.

Como teve a oportunidade de ver nas tabelas que mostrei, existem inúmeros determinantes que poderiam ser alvo de programas de promoção e prevenção na área da saúde mental, mas que precisam de um envolvimento global da sociedade. Estes determinantes gerais, são comuns a vários problemas de saúde, não só às doenças mentais, pelo que intervenções dirigidas a estes fatores genéricos podem levar a elevada abrangência de efeitos preventivos. E o que pode cada um de nós fazer? Educar e quebrar estigmas e preconceitos, falar abertamente e fazer pressão para que os nossos decisores comecem a levar estes temas a sério, poderão ser exemplos que fazemos individualmente, mas que criam mudanças mais generalizadas.

Alguns exemplos de estratégias de promoção e de prevenção universais

Para melhorar a saúde mental como um todo, é necessário investir em programas de promoção e de prevenção não seletivos, ou seja, que englobem a totalidade da população. Deixo aqui alguns exemplos que podem ser consultados na sua íntegra no documento da OMS intitulado: *Prevention of mental disorders: effective interventions and policy options*[83].

- **Melhorar a alimentação das populações** – esta medida tem como efeitos um desenvolvimento cognitivo saudável, a melhoria dos resultados educacionais e redução do risco de doenças mentais.
- **Melhorar condições de habitação** – demonstrou-se que quanto melhor são as condições de habitação, melhores são os resultados de saúde (física e mental).
- **Melhorar a acessibilidade à educação** – medidas a este nível

levam a maior proteção contra doenças mentais, através de melhoria das competências sociais, intelectuais e emocionais.

- **Reduzir insegurança económica** – este tipo de insegurança é um fator de *stress major* que, quando ocorre durante períodos prolongados, pode provocar um aumento do consumo de substâncias, maior risco de Depressão, perturbações ansiosas e suicídio.
- **Reforçar as redes sociais** – através do envolvimento de vários elementos do sistema (política, média, escolas, profissionais de saúde, comunidades de cidadãos, entre outros), levando ao empoderamento (*empowerment*), sentido de pertença e autoconfiança dos indivíduos.
- **Reduzir o dano causado por substâncias aditivas** – através de maior taxação, limitando anúncios, ou restringindo o seu acesso (por exemplo, limites de idade legais mais elevados), conduz-se à prevenção das perturbações de abuso de substâncias e, consequentemente, de outras perturbações mentais.

Estes exemplos ilustram como algo relativamente simples, pode modificar de forma marcada a saúde de um elevado número de pessoas. Mas, se virmos com atenção, nada disto é simples. Aliás, é mesmo muito complicado. Afinal, estamos a falar de mudanças que só são possíveis perante uma abrangente colaboração entre as vários estruturas da sociedade. Sou uma pessoa positiva, acredito que nos muitos séculos de história humana, temos evoluído para melhor. A este propósito, lembro-me de um livro que fala exatamente sobre isso e que, se não leu, recomendo. O seu autor é o médico Sueco Hans Rosling, professor de Saúde Internacional e intitula-se: *Factfulness*[84]. Apesar de otimista, também gosto de uma boa porção de realismo e admito que ainda temos muito para evoluir, de modo a proporcionar a todos os seres humanos as condições ideais para que se desenvolvam da forma mais saudável. E isto depende de todos nós.

Um exemplo de prevenção específica, o caso da Depressão

Como referido anteriormente, a Depressão é uma das principais causas de incapacidade e morte prematura. É fundamental prevenir e tratar precocemente os estados depressivos. Mais uma vez, existem estratégias comprovadas tanto de aplicação universal (intervenções dirigidas a uma população ou grupo populacional, geral, não identificado com base no risco aumentado), como de prevenção seletiva (em que o alvo são indivíduos ou subgrupos da população, cujo risco de desenvolver doença mental é significativamente maior que a média), ou de prevenção indicada (cujo alvo são indivíduos de alto risco, identificados como tendo sintomas ou sinais mínimos, indicadores de provável desenvolvimento de doença mental).

A título de exemplo, ficam aqui algumas estratégias de prevenção universal da Depressão (que maioritariamente se focam em potenciar fatores protetores), de acordo com a faixa etária:

- **Crianças e adolescentes** – Programas em meio escolar, reforçando perícias cognitivas, de resolução de problemas e sociais.
- **Adultos** – Programas de gestão do *stress* e conflitos no local de trabalho; promoção do exercício físico; aumento da literacia em saúde mental.
- **Idosos** – Programas de "envelhecimento ativo", focando no exercício físico e estimulação cognitiva; estratégias para evitar o isolamento.

Alguns grupos de pessoas, cujo risco de desenvolver Depressão (e uma perturbação de Ansiedade) é maior, estão indicados para programas de prevenção seletivos. São exemplos, os seguintes:

- Intervenções que visam melhorar o bem-estar psicossocial nos pais de jovens com problemas de comportamento, assim como o treino de estratégias comportamentais para lidar e tentar regular o comportamento dos seus filhos. Este tipo de intervenções parece reduzir a incidência de Depressão tanto nos jovens como nos pais.

- Intervenções focadas no treino de estratégias de *coping* (ou afrontamento), em jovens que passaram por eventos *major* como a morte de um progenitor, separação ou divórcio dos pais, doença física severa ou *bullying*.
- Intervenções focadas no treino de estratégias de *coping* (afrontamento), em pessoas que passaram por eventos *major* como a morte de pessoas chegadas, desemprego ou doença crónica.
- Intervenções focadas em fornecer cuidados básicos (económicos, sociais ou de saúde), em pessoas em estado de fragilidade, tais como expostas a situações de guerra, refugiados ou sem abrigo.

Estas estratégias de prevenção seletivas só são possíveis quando existe uma boa rede de referenciação, com pessoas treinadas para reconhecer as situações de risco e que com facilidade podem encaminhá-las para os técnicos e locais onde se realizam estas intervenções. Embora haja ótimos exemplos em todo o mundo de programas bem implementados e com excelentes resultados, a sua generalização ainda é, infelizmente, limitada.

Resumindo e concluindo

Os problemas de saúde mental são muito frequentes e estão associados a elevada incapacidade e morte prematura. É essencial investir na promoção da saúde mental e na prevenção das doenças mentais, sendo que muito pode ser feito a este nível, com medidas que se foquem na saúde mental como um todo, abordando os determinantes gerais, ou estratégias, que abordem apenas um problema e os seus fatores (de risco e protetores) específicos.

No entanto, para isto acontecer, é necessária a vontade de todos, desde os decisores na área da saúde, passando pelos técnicos de saúde (não só mental) e, claro, das associações de doentes e seus familiares, assim como de vários grupos de influência na sociedade. Para que isto aconteça, é obrigatório que exista literacia em saúde mental. Não podemos avançar neste campo enquanto os preconceitos, os mitos e as ideias erradas o dominarem. Todos somos peças importantes para ajudar nesta tarefa!

6.

TRATAR A DOENÇA MENTAL

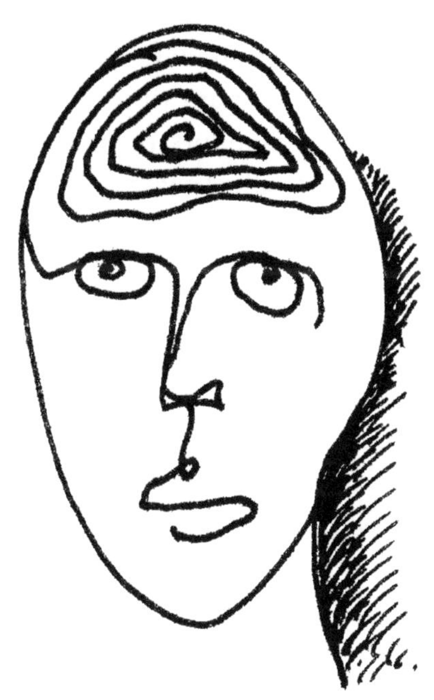

Por vezes, por mais que se invista na nossa saúde, pode ser difícil prevenir o aparecimento de uma doença mental. E, quando esta se instala, é altura de pensar como a resolver ou tratar. Ter uma Depressão ou uma perturbação de Ansiedade é muitíssimo frequente e, hoje em dia, existem variadas formas de tratamento.

Tipicamente, a especialidade médica que se dedica ao diagnóstico e tratamento das doenças mentais é a Psiquiatria, aquilo que eu faço no meu dia-a-dia. No entanto, cada vez mais médicos vão ficando à vontade nos tratamentos de primeira linha da Ansiedade ou da Depressão, pelo que é perfeitamente possível que o seu Médico de Família, ou mesmo um outro especialista que o siga por um outro problema, se proponha a orientar um tratamento inicial destes problemas.

Os psicólogos são outros profissionais de saúde habilitados para o acompanhamento de doenças mentais. A sua formação de base é a Psicologia, fazendo normalmente uma especialização na vertente clínica e uma formação num tipo de psicoterapia (como por exemplo, terapia cognitivo-comportamental, terapia psicodinâmica, terapia familiar, entre outros). Apesar de não serem médicos, podem fazer um diagnóstico da vertente psicossocial, enquadrando o paciente num quadro clínico e aplicando a sua formação psicoterapêutica como tratamento para a situação. A principal desvantagem de recorrer em primeiro lugar a um psicólogo (ou psicoterapeuta), é que estes não têm a formação médica necessária para fazer um diagnóstico diferencial com patologias orgânicas que possam mimetizar algumas doenças mentais. Como já vimos anteriormente, quadros depressivos ou ansiosos podem ser manifestações de outras doenças, tais como autoimunes, problemas de tiroide, défices nutricionais, iatrogenia medicamentosa ou associação a consumo de certas substâncias.

Para além disso, apenas os médicos estão habilitados a receitar medicamentos, que muitas vezes são úteis para o tratamento. Isto não quer dizer que quando se vá a um psiquiatra, seja sempre medicado. Por outro lado, alguns médicos também têm formação em psicoterapia.

Frequentemente, médicos (psiquiatras ou de outra especialidade) e psicólogos (a maioria psicoterapeutas) trabalham em conjunto para atingir os melhores resultados. Este trabalho em equipa é muito útil, permitindo um enfoque na globalidade do problema (e da pessoa), nas suas vertentes biológica, psicológica e social. Um bom psicólogo sabe quando é a altura de referenciar um psiquiatra, reconhecendo que em certas situações é necessária uma intervenção médica. Também um bom psiquiatra sabe quando é altura de encaminhar alguém para uma psicoterapia, tendo noção que os medicamentos podem ser úteis em determinadas situações, mas que outras exigem uma intervenção psicológica. É de desconfiar se um médico lhe disser qualquer coisa do género, «a terapia é só conversa e não resolve nada», ou se um psicólogo afirma algo na linha de «os médicos só sabem drogar os pacientes». Tanto os medicamentos psiquiátricos, como os vários tipos de psicoterapia, têm lugares bem definidos e validados cientificamente no tratamento da doença mental, nomeadamente, da Ansiedade e Depressão.

Na minha prática clínica, trabalho diariamente nesta interação com vários psicoterapeutas. Sempre que nos sentamos a discutir um caso, saímos com novas perspetivas e com uma melhor noção da situação da pessoa que queremos ajudar, o que permite ajustar parâmetros do tratamento, tanto ao nível da medicação como da própria intervenção na relação terapêutica. E isto faz toda a diferença ao nível dos resultados e do prognóstico para o paciente.

A menção à "relação terapêutica" não foi por acaso. De facto, estabelecer uma boa relação entre médico e doente, ou entre terapeuta e paciente, é um dos mais importantes passos para que um tratamento corra bem. Este vínculo que existe entre quem se propõe a ajudar e quem está a precisar de ajuda é um importante instrumento terapêutico. Vários estudos demonstram que a relação terapêutica tem tanta influência nos resultados, como o tipo de psicoterapia ou o medicamento escolhido. Cuidar dos outros é algo de muito humano e que envolve mais do que técnicas ou procedimentos específicos. Mesmo com todos os avanços tecnológicos a que assistimos, um médico, um psicólogo, um enfermeiro, um terapeuta ocupacional ou qualquer outro profissional de saúde, será sempre necessário no cuidar de quem está doente. Nenhum algoritmo, ou robot, por mais eficiente que seja a nível de procedimentos diagnósticos ou terapêuticos, poderá alguma vez simular esta especificidade tão humana que é a relação terapêutica.

Todas as relações entre pessoas são diferentes, tal como o são todas as relações terapêuticas, mas existem alguns fatores que provavelmente serão essenciais para que estas se desenvolvam com a qualidade desejada. Deve-se assumir que se trata de um processo colaborativo, em que o psiquiatra ou o terapeuta têm um papel, mas o paciente (e os seus familiares ou amigos) também. Verificou-se que quando se estabelecem objetivos que façam sentido tanto aos pacientes, como aos clínicos, os resultados são melhores. O mesmo se passa relativamente à escolha dos tratamentos. Entre os vários tipos de abordagens farmacológicas ou psicoterapêuticas, quando se discutem os vários prós e contras destas estratégias com o doente e este tem um papel ativo numa decisão partilhada (com o psiquiatra ou o psicólogo), o nível de motivação para levar um tratamento até ao fim é muito maior e os resultados melhores. Com uma relação terapêutica forte, é possível confiar, mostrar as vulnerabilidades, perder o medo de falar de determinadas situações ou emoções, fundamentais para melhor compreender o quadro e influenciar nas opções de tratamento. A pessoa sentir-se segura, entendida, escutada e validada pelo seu terapeuta é uma das experiências mais poderosas a nível terapêutico. É impressionante ver nas consultas o alívio sintomático apenas por terem ido, antes mesmo de qualquer tratamento. Em situações de Ansiedade ou Depressão, estar lá, a escutar, validar, mostrar que há esperança e demonstrar empatia são ações importantíssimas que, no final do dia, fazem a diferença entre o sucesso ou insucesso de um tratamento.

A empatia é provavelmente a mais importante característica de qualquer profissional de saúde. O famoso psicólogo, Carl Rogers, considerado "o pai" da psicoterapia centrada na pessoa, define empatia como «a capacidade de percecionar o estado de espírito de um outro com acuidade, incluindo os componentes emocionais e os significados, tal como se fosse esta outra pessoa, mas sem nunca perder a condição como se ("*as if*")»[85]. Ou seja, a capacidade de nos colocarmos na pele ou na mente do outro, mas, ao mesmo tempo, sabendo que continuamos a ser nós próprios, assim podendo aceder aos nossos recursos e conhecimentos para ajudar quem tentamos compreender. Um terapeuta empático não terá de ser necessariamente simpático, coisas bem diferentes. Aliás, até poderá estar com alguém bastante simpático, com uma conversa agradável ou bem-disposta, mas que não tem a capacidade de escutá-lo ou compreender os seus estados internos. Nada contra ser simpático, mas aviso-o que não é isso que deve procurar num psicólogo ou num psiquiatra. Procure antes alguém que sinta que o está a ouvir, a fazer um esforço para se colocar na sua posição, que lhe dá espaço e tempo, que não lhe impõe uma visão, mas que tenta entender a sua.

Uma vez que uma parte do tratamento tem como pilar uma relação entre duas pessoas, é natural que esta demore o seu tempo a ser construída, que haja altos e baixos ou que possam surgir conflitos que tenham de resolver... Afinal, tratam-se de duas pessoas diferentes que estão juntas com um objetivo comum, mas cada um com as suas particularidades e imperfeições. Por vezes, não sentimos aquela conexão com um médico ou um psicólogo, por melhor que seja ou por mais esforços que faça para nos ajudar. É normal, as nossas personalidades encaixam melhor com algumas pessoas do que com outras. Por vezes, nem é possível explicar exatamente qual a razão da incompatibilidade. Nestes casos, se existir essa possibilidade, procurar uma alternativa poderá ser uma boa opção.

Em todo o caso, existem imensos profissionais de saúde, bem treinados e motivados para ajudar em situações de doença mental. É possível acertar-se à primeira, mas também acontece ser necessário tentar alguns até sentir que a abordagem lhe faz sentido. Igualmente importante, é ter a noção de que até certo ponto isto também depende de si, de acreditar que é possível dar a volta a situações difíceis, de não baixar os braços, de ser honesto com o médico ou com o psicólogo que o segue, de assumir que ninguém é invulnerável e que também não o precisa de ser e de cumprir ao máximo com as recomendações que as pessoas que escolheu para o ajudar lhe dão.

6.1.

COMO SE TRATAM AS PERTURBAÇÕES DE ANSIEDADE E DEPRESSÃO?

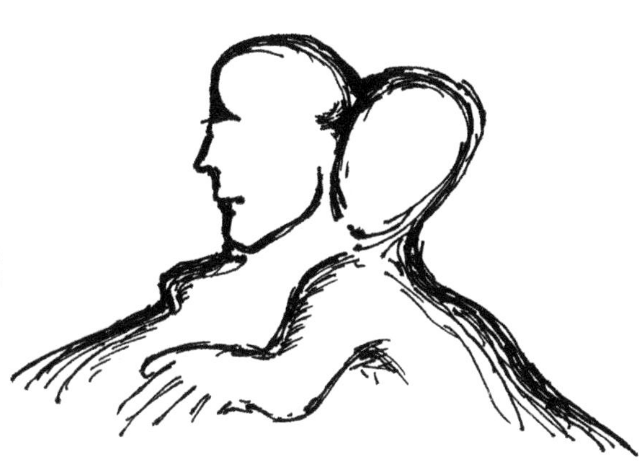

Apesar de existirem especificidades para cada uma das patologias, em linhas muito gerais, as estratégias de tratamento das perturbações ansiosas e depressivas têm alguma sobreposição. Por esta razão, optei por abordar as duas em conjunto, nesta parte do livro e como complemento ao que já foi descrito em cada uma das patologias (nos seus respetivos capítulos).

Nesta fase, é importante sublinhar, novamente, que o que aqui escrevo não substitui, de qualquer forma, a opinião que um médico, ou um psicoterapeuta, tenha sobre um caso em concreto. Tudo nesta área tem de ser individualizado e adaptado à situação específica e às necessidades individuais, com toda a complexidade que envolve. Contudo, só é possível através de uma cuidadosa avaliação, feita por um profissional qualificado. Esta secção serve apenas para informar, de uma forma prática e simplificada, sobre quais as várias opções de tratamento da Ansiedade e da Depressão.

Em primeiro lugar, importa referir os principais objetivos do tratamento, que são:

- Eliminar os sintomas

- Restaurar a atividade psicossocial e ocupacional
- Melhorar a qualidade de vida
- Reduzir o potencial de suicídio
- Reduzir a probabilidade de recaída ou recorrência

Ou seja, numa situação em que «não está tudo bem», há que arranjar formas de minimizar os sintomas, o mais plenamente possível, permitindo que o indivíduo recupere gradualmente a sua funcionalidade (nos vários campos da sua vida: pessoal, escolar, profissional ou familiar), e regresse a um maior bem-estar, enquanto são prevenidos futuros episódios.

Para que tal aconteça com sucesso, é importante que o paciente e o terapeuta estejam "na mesma página", estabelecendo quais os objetivos e as prioridades do tratamento. Qualquer plano terapêutico deve ser debatido com o doente, assim como as suas alternativas, para que este possa tomar decisões informadas. Em última análise, quem manda no processo é o paciente, a este cabem as decisões como manter ou interromper um seguimento, fazer ou não uma medicação, aceitar ou não ajuda.

Por vezes, relatam-me casos dramáticos de doença mental, em que simplesmente a pessoa não aceita qualquer ajuda, quer seja por determinados valores pessoais ou por preconceitos e ideias erradas. Nestes casos, os psiquiatras, psicólogos ou os psicoterapeutas podem fazer pouco, a não ser informar a família e/ou amigos, sobre como ajudar nestas situações e esperar que o doente eventualmente mude de ideias.

Ocasionalmente, familiares desesperados perguntam-me se não é possível "obrigá-lo" a fazer um tratamento. Salvo raras exceções, previstas num documento legal chamado lei de saúde mental, isso não é uma possibilidade. A liberdade e a autodeterminação das pessoas são valores fundamentais.

Em consulta, quando se chega a um diagnóstico de Perturbação de Ansiedade ou Depressiva, temos **quatro opções principais de tratamento**:

a) Psicofármacos

b) Psicoterapias

c) Terapias de estimulação cerebral

d) Estratégias complementares

a) Um breve relance sobre os psicofármacos

Os psicofármacos são um conjunto muito variado de medicamentos que interferem nos processos fisiológicos que regulam o humor, as sensações, o pensamento e o comportamento. Quase todos têm uma ação direta no nosso sistema nervoso central, alterando o funcionamento das vias de transmissão neuronais, conseguindo desta forma regular a função dos circuitos implicados nas doenças mentais. No tratamento das perturbações ansiosas e depressivas, as classes de medicamentos mais frequentemente utilizadas são os antidepressivos, os ansiolíticos e os estabilizadores do humor. Dentro destas classes, existem múltiplos fármacos, cada um com o seu mecanismo de ação específico, o que permite adaptar o tratamento às necessidades do doente. Ao longo dos anos, estes medicamentos têm vindo a evoluir, apresentando cada vez maior eficácia e tolerabilidade (ou seja, menos efeitos secundários).

Alguns tipos de antidepressivos são, consensualmente, considerados como uma primeira linha no tratamento das perturbações ansiosas e depressivas. A sua utilização é bastante segura, eficaz e não causa dependência. Ao iniciar-se a toma destes medicamentos, existe, habitualmente, um período em que é impossível observar qualquer efeito benéfico. É nesta altura que surge a maioria dos efeitos secundários mais incómodos. Esta primeira fase poderá durar entre duas a quatro semanas e é, sem dúvida, o momento mais difícil do tratamento. Normalmente, à medida que começam a surgir os efeitos positivos, como o controlo da Ansiedade ou a melhoria do humor, também os efeitos adversos vão desaparecendo. Se tudo correr bem, é possível completar o restante tempo de tratamento, que é em norma de alguns meses, sem sentir efeitos secundários relevantes. O gráfico seguinte pretende mostrar uma visualização daquilo que acabei de referir.

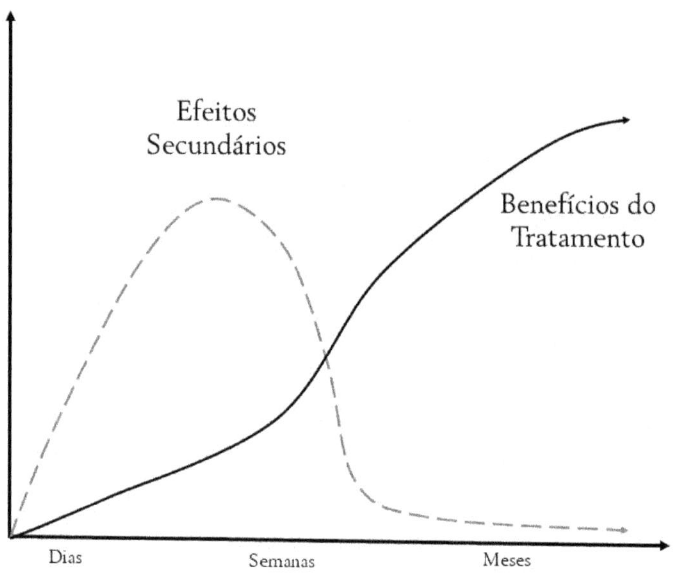

gráfico 5 - Efeitos secundários e benefícios do tratamento

Num mundo ideal, seria conseguido numa primeira tentativa, no entanto, porque todos nós somos diferentes, quer biologica, quer psicologicamente, nem sempre respondemos bem a um antidepressivo. Mesmo que o médico tenha feito uma avaliação clínica bastante detalhada e uma escolha do fármaco bem fundamentada, o certo é que, por vezes, a pessoa ou não responde ao medicamento, ou tem uma resposta parcial (insuficiente) ou tem efeitos secundários intoleráveis. Nestes casos, é necessário testar uma outra alternativa ou, eventualmente, ajustar a dose do fármaco. É um processo que exige alguma paciência por parte do doente, são precisas semanas (em média três ou quatro) para avaliar o benefício, assim como para perceber a permanência ou remissão dos efeitos secundários. Infelizmente, não existem ainda curas rápidas, ou "milagrosas", mas, apesar de tudo, os antidepressivos são uma ferramenta muito útil, por vezes fundamental, para a recuperação das perturbações ansiosas e depressivas.

Vão surgindo algumas controvérsias relacionadas com a eficácia dos antidepressivos. Frases como «é só um placebo» ou «os comprimidos não resolvem nada» são ditas por pessoas mal informadas, alicerçadas em preconceitos e medos sobre a doença mental. É verdade que qualquer medicamento, de qualquer área da medicina, tem sempre algum efeito placebo – não há como negar a forte interação entre o psicológico e o físico. Quando estabelecemos uma boa relação terapêutica, confiamos no médico e temos esperança que uma medicação ajude, o seu efeito é muito potenciado; tanto faz se se trata de um medicamento para a tensão arterial, um analgésico ou um antidepressivo. Tão importante como o fármaco, é a relação com a pessoa que o prescreve. Por esta razão, é que os estudos feitos para avaliar a eficácia dos medicamentos são feitos com braços placebo (isto é, um grupo de pessoas do estudo toma uma substância ativa – o fármaco – enquanto o outro toma um placebo. Nem os pacientes, nem os médicos sabem o que a pessoa está a fazer até ao final do ensaio). Todos os antidepressivos disponíveis atualmente, mostraram eficácia neste tipo de estudos: são superiores ao efeito placebo. Se se interessar por este tema, poderá ler um artigo científico, que saiu em 2018, na prestigiada revista médica *The Lancet*, da autoria de Andrea Cipriani e colaboradores, que analisou mais de quinhentos estudos feitos ao longo das últimas décadas, verificando, sem sombra de dúvidas, que os antidepressivos funcionam[86]. Importa sublinhar que, tanto a Depressão como as perturbações de Ansiedade, são doenças complexas, multifatoriais e com elevadas influências ambientais. Por isto, há quem responda melhor a certos tipos de medicamentos ou a determinadas intervenções psicoterapêuticas, não existindo um tratamento que sirva a todos.

Também é frequente certas pessoas procurarem tratamento médico apesar de não terem nenhum diagnóstico de Depressão ou Ansiedade. Acontece quando estão simplesmente tristes, chateados com a vida ou preocupados, mas não doentes. Nestas situações, os antidepressivos não são eficazes – os antidepressivos não tornam as pessoas mais felizes, são um tratamento para estados de doença.

Os ansiolíticos são outra classe de fármacos que podem ser utilizados no tratamento destas doenças. Ajudam num controlo mais rápido de sintomas ansiosos e alguns têm propriedades reguladoras de sono – os chamados hipnóticos. São frequentemente utilizados nas fases iniciais do tratamento, em que o antidepressivo ainda não está a fazer efeito ou como medicação "SOS" (ou seja, utilizados em situações de crise, como num ataque de pânico ou em alturas de insónia). Muitos, mas não todos, têm um problema que limita a sua utilização de forma prolongada: podem causar dependência (torna-se difícil parar o fármaco) ou tolerância (são precisas doses cada vez maiores para que se consiga o mesmo efeito). Por estas razões, é precisa cautela na sua utilização. Existem situações bem complicadas de pacientes que tomam estes fármacos durante anos, habitualmente sem vigilância médica, e interromper a sua utilização pode ser um processo penoso. Não obstante esse problema, são medicamentos que, sob supervisão médica e feitos de acordo com indicações precisas, tornam-se ferramentas extremamente valiosas e que podem ajudar muito na estabilização da Ansiedade e dos problemas do sono.

Os estabilizadores do humor, como o próprio nome indica, são prescritos em situações em que é necessário quebrar um padrão de oscilação do humor. Tratam-se da primeira linha de tratamento da Depressão no contexto de Doença Bipolar, mas a sua toma não se limita a este diagnóstico. São usados em perturbações depressivas e ansiosas mais complicadas, em que outros fármacos não funcionaram. Outras utilizações incluem, por exemplo, o controlo de sintomas de irritabilidade e impulsividade. Prescritos, habitualmente, por especialistas em Psiquiatria, dada a complexidade das situações clínicas que os exigem.

Por norma, os quadros de Ansiedade ou Depressão são classificados, de acordo com a sua severidade, em três grandes grupos: ligeiros, moderados e severos. Isto depende de três fatores avaliados clinicamente: o número de sintomas, a intensidade dos mesmos e o grau de incapacidade (ou dificuldade) que estes provocam no funcionamento da pessoa. Em quadros de Ansiedade ou Depressão ligeiros, a medicação nem sempre é indicada. Habitualmente, são preferidas intervenções psicoterapêuticas ou relacionadas com a mudança de hábitos de vida e, apenas quando estas falham (ou não são possíveis de realizar), se indica o tratamento farmacológico. Nos casos de maior severidade, em que existem muitos sintomas, de elevada intensidade, que perturbam gravemente o dia-a-dia e que podem, inclusivamente, colocar a pessoa em risco, a terapêutica farmacológica tem quase sempre indicação. A psicoterapia pode também ser muito útil nos casos severos, todavia, não é, habitualmente, recomendada sem apoio psicofarmacológico. Os casos moderados, que são a maioria, acabam por estar numa "zona cinzenta", em que, apesar de existir indicação para medicação, é válido fazer uma tentativa apenas com psicoterapia e alterações no estilo de vida.

Felizmente que vivemos numa época em que existem várias possibilidades para o tratamento das perturbações ansiosas e depressivas. Há uns tempos, não era assim. Até aos anos 50, poucos medicamentos ajudavam a tratar a Ansiedade, a Depressão ou a insónia! Nessa altura, para tentar minimizar estes problemas, um médico poderia prescrever-lhe hidrato de cloral (da família do clorofórmio) – um fármaco com elevado risco de dependência e elevada toxicidade que poderia levar a convulsões, arritmia ou coma – ou, em alternativa, um barbitúrico – um grupo de fármacos com grande potencial aditivo e que, com facilidade, pode levar a uma sobredosagem (ou "overdose") fatal. As overdoses de barbitúricos, quer por acidente ou como método de suicídio, eram frequentes. Disto são exemplos as mortes de estrelas como Marilyn Monroe, Judy Garland ou Jimi Hendrix.

A partir da década de 50, e exponencialmente nos últimos 30

anos, descobriram-se várias substâncias seguras com propriedades antidepressivas, ansiolíticas, hipnóticas ou estabilizadoras do humor. As estratégias de tratamento psicofarmacológico para as perturbações ansiosas e depressivas vieram ganhar bastante popularidade e terão ajudado muitas pessoas a recuperar as suas vidas. Evidentemente que um medicamento é sempre um medicamento e, apesar do bom perfil de segurança da maioria dos fármacos atuais, existem riscos. Fazer uma medicação implica, sempre, um acompanhamento médico regular, avaliando continuamente o balanço dos riscos e dos benefícios da mesma.

b) Um breve relance sobre as psicoterapias

A psicoterapia é outra forma de ajudar pessoas com uma ampla variedade de doenças mentais ou dificuldades emocionais, nomeadamente Ansiedade ou Depressão. Trata-se de um tratamento psicológico, que utiliza a comunicação (verbal e não verbal) e a interação com o terapeuta como veículos terapêuticos para mudanças. É um processo colaborativo (o paciente tem um papel tão preponderante como o terapeuta) e tem como objetivos não apenas a melhoria dos sintomas, mas otimizar o funcionamento geral da pessoa, flexibilizar processos mentais, promover o bem-estar e a autonomia.

Existem vários tipos de psicoterapia, cada um com o seu método e conceptualização para determinada problemática. Alguns exemplos são a terapia cognitivo-comportamental, a psicanálise, a terapia familiar, a terapia interpessoal, entre muitos outros. As psicoterapias são realizadas por profissionais certificados, que fizeram uma formação acreditada por uma sociedade ou ordem profissional, podendo estes ser psicólogos (a maioria), médicos (psiquiatras ou de outras especialidades), ou provenientes de outras carreiras (tais como enfermeiros, professores ou assistentes sociais).

Todos os psicoterapeutas são diferentes, não só porque têm escolas diferentes (e, consequentemente, distintas metodologias de trabalho), mas porque a sua maneira de ser e personalidade também o são. Por esta razão, um ótimo terapeuta para uma pessoa poderá não o ser para outra. E isto não tem a ver (só) com o facto de nos sentarmos num sofá ou num divã, nem sequer se a terapia envolver crenças falsas ou traumas precoces. Por vezes, a principal diferença está numa coisa tão subjetiva como «sinto empatia» ou «sinto que nos entendemos», o que, aliás, está bem estudado.

Hoje em dia, tal como os medicamentos, as psicoterapias estão sujeitas ao escrutínio científico da sua validade e dos seus efeitos secundários. Vários estudos têm verificado que diferentes tipos de psicoterapia são eficazes, com efeitos positivos comparáveis aos fármacos no manejo das perturbações ansiosas e depressivas. Fazer psicoterapia reduz os sintomas, previne as complicações associadas à doença mental, melhora o funcionamento profissional ou académico, reduz o risco de hospitalização e de mortalidade precoce. Provavelmente, terá um efeito benéfico mais duradouro do que simplesmente fazer uma medicação, pois grande parte do trabalho em terapia implica uma reformulação nas formas de lidar com as adversidades, de gerir o *stress* ou de melhorar as capacidades interpessoais e de autocuidado.

Apesar de parecer estranho, uma psicoterapia também pode ter efeitos adversos. Isto é especialmente frequente quando não existe uma boa relação terapêutica, quando o método não se aplica aos problemas do paciente ou se tiver a infelicidade de se deparar com um profissional incompetente ou pouco ético. Alguns exemplos de efeitos adversos são o agravamento ou substituição de sintomas, o excesso de dependência do terapeuta (que leva à perda de autonomia e a demasiada interferência na vida do paciente) ou mesmo o agravamento de ideação suicida.

Outra coisa que, de forma consistente, a investigação científica nos diz é que a qualidade da aliança terapêutica é tão importante como o método[87]. Não existe sobra de dúvida, que a existência de uma relação pautada por empatia, honestidade, confiança, autenticidade e adaptativa às necessidades do paciente, leva a que uma psicoterapia tenha muito melhores resultados, à semelhança daquilo que se passa com o efeito dos fármacos. A qualidade da aliança terapêutica não depende só do terapeuta. Todo o processo implica que o paciente se envolva e colabore no processo. Na verdade, todas as relações dão trabalho, não há pessoas 100 % compatíveis e a confiança vai-se construindo. Por vezes, há altos e baixos, mas a capacidade de gerir estas oscilações e de lidar com os conflitos e dificuldades que vão surgindo, leva a uma aliança mais forte e frutífera.

A duração e a frequência das consultas dependem da situação de base e dos objetivos que se pretendem alcançar. Para algumas pessoas, é indicado um processo breve (por breve, em termos de psicoterapia, entenda-se alguns meses) de consultas semanais ou quinzenais, enquanto para outras, o processo vai alongar-se e implicar maior frequências de sessões. Repare que os objetivos poderão ser muito práticos ou mais superficiais (como por exemplo, controlar uma fobia de andar de avião ou desenvolver estratégias para lidar com uma adversidade temporária), até altamente complexos e profundos (melhoria do autoconhecimento sobre convicções e ações que possam predispor à doença e aumento dos recursos para a recuperação). Numa fase inicial de um processo psicoterapêutico, será expectável que o foco seja na identificação dos problemas, no estabelecimento de objetivos e na planificação da estratégia de intervenção terapêutica.

Fazer psicoterapia não é de todo o mesmo que "falar com um amigo", nem é um sítio onde se vai para se ter conselhos ou onde um "especialista em assuntos da mente" lhe diz o que deve fazer. Na realidade, o maior especialista que há sobre si próprio é você mesmo! Um bom psicoterapeuta poderá ajudá-lo a procurar as respostas e a desenvolver as estratégias, caminhado ao seu lado num caminho de desenvolvimento pessoal, o que é totalmente diferente de ter alguém a dizer-lhe o que há de fazer ou de pensar. Cada um de nós tem o seu ritmo e precisa de chegar às suas próprias conclusões, porque só assim é possível mudar de forma consistente. Também diferencia uma psicoterapia de uma "conversa normal", a imparcialidade e a capacidade de escutar sem julgar, que um bom terapeuta deve ter. São estas qualidades que permitem a um doente revelar pensamentos ou comportamentos que, provavelmente, não contaria aos seus amigos e familiares. Para além disso, possibilitam pensar e discutir num ambiente que não traz consequências quanto às revelações. A confidencialidade da terapia é uma das regras principais. O terapeuta não estará lá para julgar, mas sim para ajudar. É bom ter uma boa relação com o psicoterapeuta, e, como vimos, a empatia é uma peça fundamental, porém, tal não significa que o terapeuta tenha como função ser simpático. E aqui se assinala mais uma diferença entre a psicoterapia e uma conversa com amigos: se o terapeuta tiver de confrontar o paciente com algo não tão agradável, ou simpático, é ótimo que o faça. Tem de haver um bom equilíbrio entre sentir-se protegido e desafiado. A preservação desta "relação diferente", com papéis bem definidos, é fundamental para um tratamento eficaz.

Tal como nos medicamentos, nem sempre se acerta à primeira. Às vezes, são precisas algumas tentativas para se encontrar o terapeuta com quem temos um encaixe, não perfeito (porque isso não existe), mas com quem se sente que há um entendimento, uma compatibilidade, uma sensação – muito visceral – de estarmos com alguém que é certo para nós e que pode ajudar com os nossos problemas. Na minha prática psiquiátrica, trabalho em equipa com múltiplos psicoterapeutas e, frequentemente, referencio os meus doentes para este tipo de tratamento, tentando, de uma forma algo intuitiva (e que não consigo explicar muito bem), encaixar terapeutas com pacientes. Umas vezes acerto, outras não, mas tento explicar aos pacientes que este processo de tentativa/erro é normal. Encontrar um psicoterapeuta é como ir comprar uns sapatos, mesmo que sejam um modelo fantástico e altamente reputado, nem sempre nos são confortáveis. O que há a fazer é experimentar outros e não desistir de andar calçado.

A psicoterapia é um tratamento bem estabelecido e eficaz para o tratamento das perturbações ansiosas e depressivas. Não é tão prático, ou tão fácil, como fazer um medicamento diariamente, mas os seus efeitos a longo prazo parecem ser melhores. Por vezes, é difícil, exigindo um grande grau de investimento e persistência. Os seus efeitos não são imediatos, as mudanças exigem tempo. Em certas situações, a terapia é considerada fundamental, enquanto que noutras poderá ser opcional. Apesar de ter indicação em situações de doença mental, há pessoas que fazem estes processos sem qualquer tipo de patologia, motivados por coisas tão diversas como quererem conhecer-se melhor ou desejarem encontrar formas alternativas de lidar com determinadas situações.

Sabemos atualmente que a forma mais eficaz de tratamento, com os melhores resultados a longo prazo e menor probabilidade de recaída, é a combinação de psicofármacos com psicoterapia. O efeito desta combinação é altamente potenciador da eficácia de cada método individual, quase como uma conta de 1+1=3. Fazer uma medicação que controle os sintomas, facilita o processo de mudança na psicoterapia. Estar num processo psicoterapêutico, facilita o efeito dos fármacos. Um dos principais investigadores mundiais sobre este tema é o psicólogo holandês Pim Cuijpers. Deixo-lhe a referência de um dos seus artigos, onde, mais uma vez, se comprova a existência deste efeito potenciador: *Adding psychotherapy to antidepressant medication in depression and anxiety disorders: a meta-analysis*[88].

Muito mais haveria a dizer sobre psicoterapias, os seus métodos e as suas aplicações, mas, para este relance, penso que é o suficiente. Se quiser aprofundar, sugiro ler o livro *Psicoterapias*[89], coordenado pela Professora Isabel Leal, do Instituto Superior de Psicologia Aplicada.

c) Breve apontamento sobre as terapias de estimulação cerebral

Em casos raros, em que a doença é resistente à medicação e às intervenções psicoterapêuticas, considera-se o uso a técnicas de estimulação cerebral direta. As mais utilizadas são a eletroconvulsoterapia (ECT) e a estimulação magnética transcraniana (EMT, ou em alguns sítios denominada TMS).

Estas formas de tratamento têm como mecanismo de ação, a geração de correntes elétricas com capacidade de modular ou estimular determinados circuitos neuronais e áreas do cérebro associadas aos processos de doença, levando assim à melhoria dos sintomas.

A ECT é utilizada há várias décadas enquanto a EMT é uma técnica mais recente. Ambas têm indicações muito precisas, sobretudo para casos refratários às intervenções de primeira linha e em situações em que a medicação provoca efeitos secundários intoleráveis ou está contraindicada por outras razões.

A ECT tem má fama, sobretudo devido ao que se vê nos filmes ou àquilo que se ouve em histórias mal contadas. Mas, na prática, é um método muito seguro, eficaz e indolor. É realizada num ambiente médico, com anestesia e monitorização contínua de uma equipa de médicos e enfermeiros.

A EMT ainda é uma terapêutica em desenvolvimento, estando ainda em processo de "afinação" no que concerne às suas indicações precisas e detalhes técnicos. É feita utilizando um dispositivo médico computadorizado, que se coloca sobre a cabeça e emite impulsos eletromagnéticos (semelhantes aos utilizados pela ressonância magnética), que atuam nas áreas específicas do cérebro relacionadas com o que se pretende tratar. É também totalmente indolor.

d) Breve apontamento sobre as estratégias complementares

As estratégias complementares, como indica o nome, não são um tratamento por si próprias, mas intervenções que podem potenciar outros tratamentos (como medicamentos ou psicoterapias). Há evidências muito fortes de que práticas tão simples como o exercício físico, a meditação, a regulação do ritmo de sono, a exposição à luz solar, tempo para nada fazer ou alteração de certos hábitos alimentares, provocam uma grande diferença nos resultados do tratamento das perturbações ansiosas e depressivas.

Boa parte destas estratégias já foram discutidas no capítulo Mente sã em corpo são, que o convido a revisitar para mais detalhes.

Na minha prática, gosto de reservar uma parte das consultas para informar e motivar os meus pacientes a mudanças do estilo de vida. Penso que vale mesmo a pena e que a maioria dos doentes concorda. Aliás, há várias pessoas que me questionam: "para além da medicação (ou da psicoterapia), o que é que posso fazer mais para ajudar?". Parece-me um ótimo sinal, revelador de motivação para melhorar e de querer colaborar ativamente no processo.

Descobrir uma atividade física, tal como um *hobbie*, que dê gozo e que permita realizar com regularidade, pode fazer a diferença entre fazer um medicamento numa dose maior ou menor. Estas não só fazem com que o nosso cérebro produza substâncias antidepressivas e reguladoras da ansiedade, como, muitas vezes, são um caminho para reduzir o isolamento social que tão mal faz a quem sofre de uma doença mental.

A prática de meditação, sobretudo baseada no *mindfulness* (em português, atenção plena), tem demonstrado imensos benefícios na regulação do *stress*, na redução de sintomas, em melhorar a nossa capacidade de autocompaixão e de compreensão dos nossos estados emocionais internos. Claro que ninguém nasce ensinado, é uma prática que envolve aprendizagem e persistência. Alguns doentes dizem-me que não têm paciência para esse processo, o que é totalmente compreensível, já que, afinal, não há estratégias que funcionem para todos. A meditação está na moda. Existem inúmeros recursos – livros, cursos, aplicações, *podcasts* – muito bem feitos e que pode aproveitar. Para quem se quiser iniciar nesta prática, recomendo o livro do professor Mark William, da Universidade de Oxford, intitulado: *Mindfulness – atenção plena*[90].

Dormir bem é fundamental, ainda mais quando se está em tratamento para uma perturbação de Ansiedade ou depressiva. Por vezes, é necessária uma medicação para gerir a insónia, um sintoma da doença, embora a toma nunca seja muito positiva a longo prazo. Por isso, é habitual que o seu médico ou terapeuta vá recomende algumas regras para uma boa higiene de sono, que será bom cumprir o melhor que conseguir. São exemplos as seguintes: estipular um horário fixo para deitar e acordar; evitar as sestas; evitar o consumo de bebidas alcoólicas e substâncias estimulantes (exemplo, nicotina, cafeína) algumas horas antes de deitar; fazer exercício preferencialmente afastado da hora de dormir; tornar o quarto um lugar confortável, silencioso e com pouca luz; utilizar a cama apenas para dormir ou ter relações sexuais; evitar o uso de dispositivos eletrónicos perto da hora de deitar; não fazer refeições pesadas à noite; criar uma rotina relaxante e previsível antes de dormir; evitar trabalhar ou fazer planos à noite.

A exposição à luz solar, muitas vezes fácil de aplicar apenas estando ao ar livre, ajuda no tratamento da Depressão e da Ansiedade. É também uma estratégia muito útil para a insónia, sobretudo se o período de exposição ocorrer durante a manhã. Existe um tipo de Depressão, chamado Perturbação Afetiva Sazonal, que é tipicamente mais comum em países em que, em determinadas alturas do ano, têm pouca luz solar. Essa perturbação depressiva parece ter como mecanismo uma desregulação do nosso ritmo circadiano, causada pela redução da luz solar e que afeta o funcionamento de circuitos neuronais relacionados com a melatonina e a serotonina. Em locais em que isto é frequente, felizmente não é o caso de Portugal, uma das estratégias terapêuticas principais é a fototerapia. Neste tipo de intervenção terapêutica, a pessoa é colocada num espaço, onde é exposta a lâmpadas especiais que simulam a luz solar.

Ter tempo para nada fazer é muito importante, apesar de difícil de pôr em prática. Ajuda imenso, sobretudo nas perturbações ansiosas, mas também na Depressão. Vivemos tempos acelerados, o dia-a-dia está cheio de coisas *stressantes* e a nossa atenção é constantemente requisitada. Para além disso, a tecnologia e a vida online vieram acentuar esta permanente ativação da mente, o que traz consequências. Se não pararmos de vez em quando, o corpo acaba por sofrer e o desgaste acumula-se. Imaginemos o nosso carro sempre a funcionar a cinco mil rotações. Por certo, não irá fazer muito bem ao motor, pois não!? O nosso corpo (e mente) desenvolveu-se para lidar de forma muito eficaz com situações de *stress* agudo e respostas imediatas perante perigos que possam pôr em causa a nossa sobrevivência. Mas aquilo a que não estamos de todo adaptados é ao *stress* crónico, algo muitas vezes causado pela estimulação constante sem tempos de pausa. Este tipo de *stress* está associado a várias doenças físicas e mentais, incluindo a Depressão e perturbações ansiosas. É muito importante criar tempo para relaxamento e para lazer, tempo para desligar, para ficar offline. Só desta forma, o organismo tem a possibilidade de se restabelecer, de modo a ficar pronto para enfrentar os desafios futuros. Ficam aqui algumas ideias para este efeito: um passeio; tempo na natureza a admirar a beleza, os sons, as cores; um banho prolongado; uma chávena de café ou de chá; uma massagem; escrever no diário; deixar-se levar pelas páginas de um livro; ouvir a música favorita; jardinagem; longa conversa "sobre tudo e sobre nada" com um amigo; namorar; brincar com os filhos; rir. Tomar conta de nós mesmos é uma necessidade, não um luxo.

Alimentarmo-nos bem é, evidentemente, muito importante para a saúde. Uma dieta desequilibrada, com carências de substâncias fundamentais para o funcionamento do cérebro, pode levar a quadros de doença mental ou mesmo a maiores dificuldades na resposta aos tratamentos (como medicamentos ou psicoterapia). A dieta mediterrânica continua a ser uma das mais saudáveis, e alimentos como peixes, vegetais ou fruta são imprescindíveis. Por vezes, alguns clínicos recorrem a suplementos nutricionais para potenciar o tratamento médico. Os mais bem estudados, com efeitos positivos potenciadores do tratamento, são os ácidos gordos ómega 3, o ácido fólico, o zinco, o magnésio ou a vitamina D. Mas o ideal mesmo é alimentar-se bem.

Estas terapias complementares são praticamente isentas de riscos ou de efeitos secundários, se bem que é verdade que se pode magoar a fazer desporto ou a engasgar-se com uma espinha de um belo peixe grelhado. Mas, humor à parte, existe uma mensagem séria que quero passar: estas estratégias não substituem um tratamento quando este está indicado! Todas elas são muito saudáveis, e todos as devemos seguir para manter a nossa saúde, mas, na maioria das vezes, quando uma doença se instala, são insuficientes para uma recuperação completa. Ocasionalmente, vejo pessoas que deixaram arrastar perturbações ansiosas ou depressivas, tendo feito um investimento gigante neste tipo de estratégias para tentar combater a doença. Contudo, sem fazerem um tratamento adequado, acabaram por não conseguir melhorias ao nível da sua saúde mental. Adicionar este tipo de estratégias a um tratamento e seguimento adequados, é de grande valor, e facilita a recuperação e promove o bem-estar. Se forem coisas que não são feitas regularmente, criar estes hábitos, como um efeito colateral por ser um tratamento psiquiátrico ou psicológico, é ótimo e, pela saúde, há que mantê-los ao longo da vida.

6.2.

OS MEDOS E A REALIDADE DAS CONSULTAS DE PSIQUIATRIA

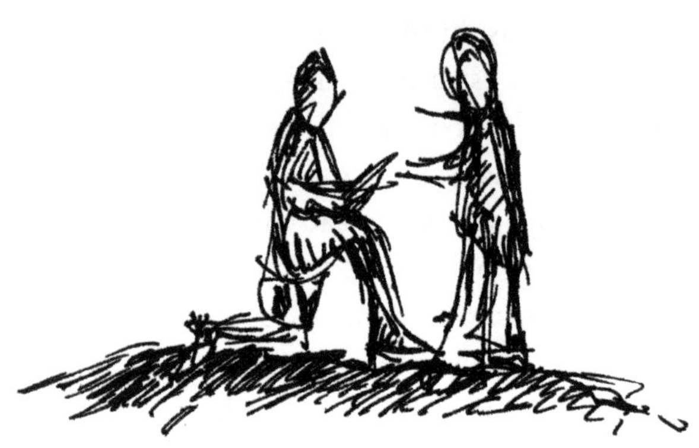

Ir a uma consulta de Psiquiatria é algo que mete medo a muitas pessoas. Isto é especialmente verdadeiro numa primeira consulta, em que comummente ouço frases, ditas com vergonha ou desconfiança: «nunca pensei em vir a esta especialidade» ou «não sei bem o que estou aqui a fazer». Também acontece, de forma frequente, ter pacientes que desmarcam e remarcam continuamente, como que esperando ganhar coragem para enfrentar esse estranho ser: o psiquiatra.

Mas porque é que isto acontece?

A maioria das pessoas não tem receio de ir a médicos de outras especialidades, embora estes casos existam e aí estamos perante a chamada iatrofobia (medo intenso e irracional de ir a médicos – uma fobia específica enquadrada nas perturbações de Ansiedade). Mas estes casos são raros, enquanto que o medo de ir a um psiquiatra é habitual. São inúmeras as situações em que alguém tem clara indicação para uma consulta de psiquiatria, mas recorre a todas as especialidades (medicina interna, neurologia, gastroenterologia, entre outros) antes de, finalmente, recorrer à ajuda que realmente precisa. Acontece mesmo em situações em que, continuamente, os médicos lhes dizem que se trata de um problema psiquiátrico e recomendam o seguimento na especialidade correta.

Isto é problemático, não só porque as doenças mentais são extremamente frequentes, como já teve a oportunidade de ler nos capítulos anteriores, mas também porque quanto mais tempo se arrasta, mais difícil o tratamento se torna e mais consequências negativas se acumulam na vida da pessoa.

Se assim é, o que causa este constrangimento em ir ao psiquiatra?

Devo dizer, em primeira instância, que começar a ser seguido por um psiquiatra é um grande e positivo passo para resolver um problema de saúde mental. Que não se deve sentir estranho ou embaraçado por pedir ajuda. Que os psiquiatras são médicos especializados no diagnóstico e tratamento das doenças mentais, que não o irão julgar, criticar ou ridicularizar de forma alguma. Pelo contrário, nós levamos muito a sério as situações de sofrimento mental e iremos fazer tudo o que está ao nosso alcance para o ajudar.

A meu ver, grande parte das dificuldades que tornam a ida ao psiquiatra um processo complicado (e assustador), está relacionada com a presença de preconceitos e ideias erradas, que são, infelizmente, demasiadamente comuns e altamente injustificados.

Deixo-lhe alguns exemplos:

- **«E se ele me diz que os meus problemas não são nada de especial?»** – O medo de se expor de uma forma muito pessoal e ser desvalorizado ou ridicularizado é muito comum. Este receito está muitas vezes associado à vergonha de estar a sofrer de uma doença mental, ou seja, ao estigma. Como referi anteriormente, qualquer bom profissional irá valorizar as queixas do doente que está à sua frente, fazendo todo o possível para que se sinta à vontade e seguro.
- **«Vai-me dizer que não há nada a fazer!»** – Muitas pessoas têm esta ideia errada, de que as doenças mentais não têm tra-

tamento. Isto é totalmente falso. Como já vimos, na maioria dos casos, é possível fazer algo para ajudar. Existem vários tipos de tratamentos, psicoterapias e medicamentos, que se mostraram eficazes e seguros. Há várias estratégias complementares de potenciação. Nas últimas décadas, o tratamento das doenças mentais evoluiu imenso e os psiquiatras têm, hoje em dia, várias ferramentas ao seu dispor para ajudar os seus doentes.

- **«O psiquiatra vai-me deixar drogado e incapaz de funcionar.»** – No passado, alguns medicamentos utilizados para tratar as doenças mentais tinham muitos efeitos secundários, entre os quais a sedação, o que é, sem dúvida, um efeito secundário muito chato e incapacitante. Atualmente, os medicamentos evoluíram e os efeitos secundários são bem menos complicados. Uma grande parte dos medicamentos utilizados para tratar a Ansiedade e a Depressão nem sequer tem efeito sedativo, alguns até têm um efeito ativador. Para além disso, os psiquiatras não recomendam sempre medicamentos, há outras formas de tratar estas doenças. Mas, no fundo, qualquer que seja o tratamento (medicamentoso ou terapia), o objetivo é melhorar a funcionalidade, não piorar. Aquilo que sabemos é que ter uma doença mental não tratada irá provocar incapacidade crescente e que os tratamentos melhoram a funcionalidade.
- **«Não posso ser visto no Psiquiatra!»** – Infelizmente, também é muito comum. O preconceito e o estigma ainda são muito frequentes na nossa sociedade. Aliás, falei disso em maior detalhe no capítulo: Porque é tão difícil falar sobre saúde e doença mental? Na minha perspetiva, as pessoas não deveriam sentir isto quando recorrem à especialidade indicada para a doença que têm, no entanto, sei que acontece muitas vezes. Todas as pessoas que trabalham na Saúde, têm regras éticas muito estritas, uma delas é a confidencialidade. O caso dos doentes nunca será do domínio público, nem será discutido com ninguém sem autorização explícita. É interessante verificar que, habitual-

mente, quando se passa por uma experiência bem-sucedida de seguimento psiquiátrico (sua, de amigos ou de familiares), esta preocupação deixa de ser tão premente e alguns até decidem falar abertamente sobre o assunto.

- **«O problema sou eu, sou fraco e tenho de resolver isto sozinho.»** – Vejo muitos casos em que as pessoas chegam à minha consulta já em fases muito avançadas da sua doença, muitas vezes "com a vida de pantanas" devido a este tipo de pensamento. Saber pedir ajuda é uma das mais importantes virtudes do ser humano. Estar doente não é ser fraco, é simplesmente estar doente. Será que lhe passava pela cabeça não pedir ajuda com uma apendicite ou quando parte um osso!? Não faz muito sentido, pois não?

Então e finalmente quando as pessoas chegam ao psiquiatra? O que acontece?

Devo admitir-lhe que na realidade não se passa nada de especialmente "mágico". O que acontece é algo que se passa em todas as consultas médicas. Estabelece-se uma relação médico-doente, escutam-se as queixas do paciente, é feita uma história clínica detalhada, realiza-se um exame objetivo do estado mental, colocam-se as hipóteses diagnósticas, se forem necessários são pedidos exames complementares de diagnóstico e, finalmente, discute-se com o doente uma estratégia de tratamento e seguimento. E é tão simples quanto isto.

Por vezes, no final da primeira consulta, há pacientes que ficam surpreendidos por esta não ser tão difícil, ou tão complicada, como imaginavam. Muitos, especialmente aqueles que adiaram a consulta durante algum tempo, acabam por sentir-se muito aliviados por finalmente abordarem o problema. Na generalidade, os doentes saem da consulta com mais esperança na resolução da sua situação (e do seu mal-estar). Existe um caminho a percorrer e é possível (e desejável) ter ajuda nesse caminho. Ocasionalmente ouço frases como «O Doutor, para psiquiatra, até é muito normal», algo que nunca sei se devo achar piada ou ficar preocupado. Na realidade, todos os psiquiatras são diferentes, tal como todos os doentes. Cada ser humano tem a sua individualidade, a sua história de vida, o seu contexto e a sua personalidade. Não gosto muito da palavra "normal", mas percebo que quando me dizem isto, estão verdadeiramente a dizer que a consulta correu bem, que afinal não havia razão para tantos medos.

6.3.

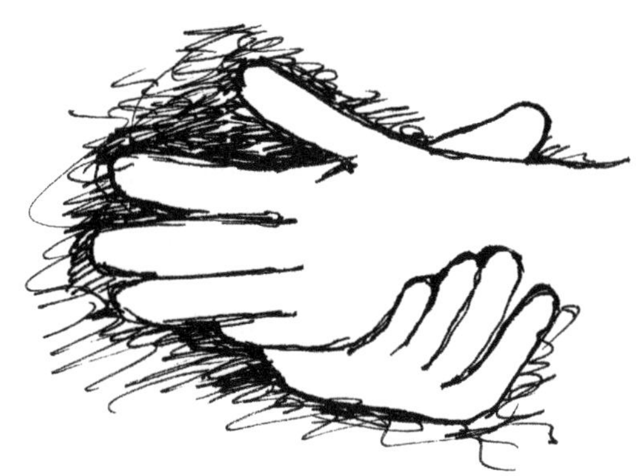

COMO AJUDAR ALGUÉM COM DOENÇA MENTAL

Quem nunca passou por uma situação destas pode ter dificuldades em compreender os sentimentos e comportamentos associados a um episódio depressivo ou a uma perturbação de Ansiedade. Ter um amigo, um familiar ou um colega, com um destes diagnósticos pode ser altamente angustiante e levar a sensações como perplexidade, impotência, cansaço, medo ou mesmo irritação. Ninguém gosta de testemunhar o mal-estar de alguém de quem se gosta, e estas doenças têm muito disso. Mas pior ainda pode ser a ideia de não sabermos como ajudar.

Algumas pessoas, mesmo que gostem muito do doente, reagem negativamente. É possível que surjam preconceitos de que tudo são birras, exageros ou preguiça. A incompreensibilidade aparente de certos sintomas, por vezes, é tão grande que quem está próximo pode sentir que é tudo excessivo ou irracional, levando a que desvalorizem a situação. Pessoas menos informadas, na área da saúde mental, podem achar que determinados sintomas psicopatológicos são emoções ou comportamentos normais, que «é apenas uma fase», que «não vale a pena ligar», acabando por minimizar o sofrimento do outro e bloquear qualquer hipótese de um processo de apoio.

Mas uma coisa é certa, quem passa por uma Depressão ou por

um quadro de Ansiedade precisa muito da ajuda de quem está à sua volta. Talvez já tenha ouvido falar de Andrew Solomon, escritor e ativista norte-americano, que relatou a sua luta com a Depressão no livro O *demónio da Depressão*[91]. O seu testemunho é impressionante, assim como é o seu papel interventivo tentando combater o estigma e as ideias erradas que rodeiam a doença mental. Uma das ideias que é muito sublinhada nos seus trabalhos, é que a Depressão (tal como a maioria das doenças mentais) é acompanhada de grande solidão, muitas vezes gerada pela própria patologia, mas saber-se amado por alguém pode fazer uma enorme diferença! Eu concordo plenamente com isto. Vejo perfeitamente a diferença entre os doentes que possuem uma rede afetiva à sua volta, quer sejam familiares, companheiros ou amigos, e os que estão completamente sozinhos. O amor e a conexão com os outros poderão não ser suficientes para, isoladamente, curar uma Depressão ou uma perturbação de Ansiedade, mas é inegável que são uma grande ajuda. Por isso, é importante que todos tenhamos algumas noções de como lidar ou apoiar alguém que esteja a passar por uma destas situações, como as que irei referir de seguida. Com certeza haverá muito mais formas, afinal, as pessoas são muito mais do que um diagnóstico e o que funciona com uns, poderá não funcionar com outros. Mais do que tudo, seja persistente, paciente e criativo. Se gosta da pessoa e vê-se investido em ajudá-la, mesmo que não tenha a certeza de estar a fazer tudo da forma mais correta, acredite que o ingrediente principal está lá: a vontade de auxiliar outro ser humano num processo de recuperação! E esses sentimentos de preocupação, empatia, carinho e afeto serão sentidos pelo outro.

Seja um bom ouvinte

Escutar alguém não é um processo tão simples como pode parecer. Mais do que ouvir o que o outro tem para nos dizer, é essencial permanecer na mesma sintonia emocional, e ficar atento ao que é dito nas entrelinhas e aos sentimentos por detrás das frases. Ter paciência é importante. Por vezes, a pessoa não está preparada para falar do que se passa, pelo que não deve forçar este tipo de conversas! Nestes casos, relembre-a que está lá para ela (ou ele) e que se algum dia quiser falar consigo sobre «alguma coisa mais difícil» tem disponibilidade para isso.

Se se proporcionar a altura para uma conversa, num ambiente calmo e privado, comece por expressar diretamente, sem rodeios, o que o preocupa ou algo que tenha reparado. Por exemplo: «tenho notado que andas mais triste (ou mais nervoso), dá-me ideia que estás a passar por uma altura difícil e estou preocupado contigo».

Continue utilizando questões abertas, como «podes falar-me mais sobre isso?» ou «com que achas que isso se relaciona?». Utilize uma técnica de escuta ativa, focando-se na pessoa, no que está a ser dito e nas emoções que a interação lhe provoca. Não assuma perceber algo que não ficou claro, tente esclarecer e aprofundar os temas. Seja empático e valide os sentimentos da pessoa, utilizando frases como «isso parece ser realmente difícil» ou «obrigado por partilhares isso comigo».

Não tenha como objetivo resolver a situação, nem caia na tentação de oferecer conselhos não solicitados. Estas situações são complexas e exigem um acompanhamento de um profissional qualificado para o seu tratamento.

Tente manter algum otimismo e esperança, mas não exagere! Se o fizer excessivamente, com frases como «vai correr tudo bem» ou «isto não é nada», poderá dar a sensação que não está a valorizar, nem a compreender nada do que lhe está a ser dito. Pergunte antes, «como posso ajudar?» ou diga «apesar de não saber como resolver o que me dizes, posso acompanhar-te e estar lá para ti».

Tenha em mente que, muitas das pessoas com problemas de Ansiedade ou Depressão, fazem tudo o que está ao seu alcance para esconder o que se está realmente a passar. Que o momento em que alguém partilha os seus problemas consigo é raro e especial, significando que o seu amigo, colega ou familiar, confia em si ao ponto de partilhar algo íntimo e difícil. Valorize-o.

Verdadeiramente escutar alguém, oferecer um "ombro amigo" e validar sentimentos, são estratégias de suporte fortíssimas.

Incentive a procura de ajuda profissional

Quando alguém está doente, deve procurar ajuda. Parece óbvio, não é? Mas a realidade na doença mental, mais concretamente nas perturbações ansiosas e depressivas, é que tal não acontece. Investigações feitas por todo o mundo, revelam dados preocupantes: mais de metade das pessoas com estes diagnósticos não procura ajuda[92]. Consigo apontar várias razões que contribuem para que tal suceda: educação insuficiente sobre saúde mental; organização insuficiente dos serviços de saúde; falta de políticas de promoção e prevenção nesta área; dificuldades pessoais em lidar com a sua (normal) vulnerabilidade; estigma e preconceito que levam a olhar para estas doenças "como um sinal de fraqueza".

Procurar ajuda quando as coisas não estão bem é um ato de grande coragem e de elevada maturidade. É um grande passo assumir que não somos "super-homens", ou "super-mulheres", que somos vulneráveis, que temos fragilidades e que, por vezes, precisamos de ajuda de outros para superar algumas dificuldades. A procura de ajuda profissional é um passo fundamental no processo de voltar a "ficar bem".

Para além de encorajar alguém a pedir ajuda, auxilie mesmo a pô-lo em prática, na procura de referências para um médico ou um psicoterapeuta, na marcação da primeira consulta, na preparação de uma lista de tópicos a abordar na consulta, ou no acompanhamento deste primeiro momento.

Para certas pessoas, é mais fácil expor a situação a um clínico que já conheçam, como o seu médico de família, ou ir diretamente ao especialista, o psiquiatra. Em alguns casos, poderão sentir-se mais à vontade em ir a um psicólogo. A meu ver, todos os começos são bons.

E, como já referi anteriormente, um profissional competente de qualquer área sabe os seus limites e irá orientar o caso para o acompanhamento mais adequado.

Eduque-se sobre saúde e doenças mentais

Quanto mais sabemos sobre determinado assunto, maior a nossa capacidade de intervenção e a sensação de estar a fazer o correto. A área da saúde e doença mental ainda está envolta em inúmeros preconceitos e ideias erradas. Procurar informação credível é uma excelente forma de os desmistificar e clarificar. Isto é muito importante quando se quer apoiar alguém que sofre de Depressão ou Ansiedade.

Conhecer as patologias, os sinais de alarme, as causas e as possibilidades de tratamento, dá uma base segura de onde pode partir para entender o que se está a passar com a pessoa que quer ajudar. Se esta se sentir compreendida, mais facilmente aceitará o seu apoio ou sugestões.

Vivemos na idade da informação e existem inúmeras fontes que pode consultar com este objetivo: livros, *sites*, *blogs*, documentários, fóruns, *podcasts*, debates, conferências, entre outros. Pode falar com outras pessoas sobre este assunto, ou até mesmo consultar um médico ou um psicoterapeuta. Atualmente, não há desculpas para permanecer ignorante acerca deste tema. É importante filtrar a informação, procurando fontes credíveis e rigorosas. Procure ter ideia se a informação provém de um profissional habilitado, de uma organização oficial ou de uma sociedade científica. Neste sentido, recomendo dois *websites: Eu sinto-me,* da Ordem dos Psicólogos Portuguesa[93] e o da organização norte americana, *National Alliance on Mental Illness*[94].

Mantenha-se em contacto

É importante que se mantenha o contacto, mesmo que o paciente já tenha começado um seguimento ou uma medicação, porque nada substitui a conexão com quem gosta de nós.

Se conhece alguém doente, ligue ou apareça com alguma regularidade, mesmo que seja um telefonema ou uma visita curta. Envie uma mensagem a perguntar, «como estás?» ou a dizer, «tenho-me lembrado de ti».

Não se esqueça que quem está a passar por uma Depressão ou por uma perturbação de Ansiedade tem tendência a fechar-se e a isolar-se. É bem possível que note a relação desequilibrada, com maior investimento seu do que da pessoa que está a ajudar. Mas saiba que o facto de insistir neste contacto, numa presença positiva na vida da pessoa que está a passar um mau bocado, faz toda a diferença. Mesmo que ele, ou ela, não lhe consiga expressá-lo nesse momento.

Não se esqueça de tomar conta de si!

Estar lá para alguém com Ansiedade ou Depressão pode consumir bastante energia ou ser desgastante a nível emocional. Há pessoas que investem tanto em ajudar o outro, negligenciando as suas próprias necessidades, que acabam por entrar num estado de esgotamento ou *burnout*. Quando tal acontece, torna-se difícil conseguir ajudar e passa a ser a pessoa de suporte a ficar doente (e a precisar de ajuda).

É formidável querer auxiliar alguém, no entanto, isso só é possível se se mantiver saudável! Procure tempo para si, longe de preocupações, faça desporto, durma e alimente-se bem. Se sentir necessidade, marque uma consulta para si mesmo. Mesmo que uma pessoa de quem goste, esteja a passar por uma fase de intenso mal-estar, não significa que tenha de saltar para dentro desse buraco. Repare: o que quer é ajudá-la a sair dessa escuridão.

É aconselhável estabelecer alguns limites. Por exemplo, estar disponível para ajudar em determinadas horas do dia, após o trabalho ou depois de tratar dos seus filhos, mas não noutras alturas. Não caia na tentação de ser o único pilar de alguém doente, ninguém está sempre 100 % disponível, nem física, nem emocionalmente. Idealmente, o suporte deve existir sob forma de uma rede que envolva mais pessoas, amigos, familiares e terapeutas.

O autocuidado não é sinónimo de egoísmo. Pelo contrário, se atender às suas necessidades, irá ter uma maior reserva de energia e disponibilidade, imprescindível para conseguir apoiar o outro.

Seja paciente

As perturbações ansiosas e depressivas são patologias que demoram o seu tempo a melhorar. Por vezes, as indicações de tratamento estendem-se a vários meses. Nada é tão rápido como os doentes e os médicos gostariam. Nem tão linear! Na generalidade, as pessoas melhoram num processo com algumas curvas, com dias melhores e piores, embora a tendência seja positiva. Há doentes que apresentam um processo com rápidas melhorias, mas, por variadas razões, passam por alturas em que os sintomas voltam a piorar para um nível anterior, o que não quer dizer que o tratamento não esteja a funcionar ou que esteja a ter uma recaída. É algo perfeitamente normal e para o qual é preciso paciência e persistência. Tento colocar isto de uma forma visual no gráfico seguinte.

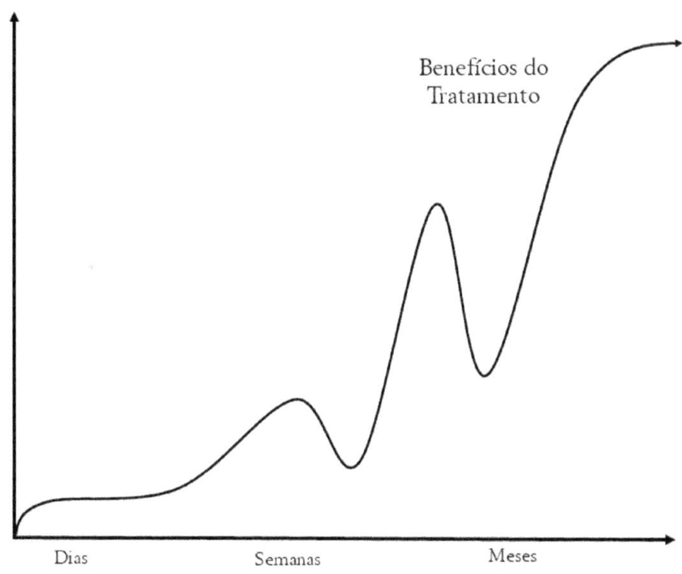

gráfico 6 - Curvas do processo de tratamento

Motive a manutenção do tratamento

Os tratamentos das perturbações de Ansiedade e Depressão podem prolongar-se algum tempo. Em média, num primeiro episódio e num caso sem complicações acrescidas, será expectável que o tratamento se prolongue entre nove a doze meses, independentemente do método escolhido, psicoterapia ou medicação. É um tempo razoavelmente grande e que levanta desafios ao nível da adesão ou da manutenção do acompanhamento e terapêutica.

Habitualmente, os doentes sentem-se melhor a partir do primeiro mês e muitos conseguem atingir um estado de remissão dos sintomas aos três meses. Durante este processo, vão recuperando o seu bem-estar e a sua funcionalidade em áreas que foram afetadas pela sua patologia. É típico o pensamento: «já me estou a sentir melhor, por isso, vou interromper o tratamento». Acontece vezes demais, sem que a pessoa vá discutir o assunto com o seu médico ou terapeuta. Porque é que é um problema? Todos os estudos nos dizem que a interrupção demasiado precoce da terapêutica aumenta o risco de recaídas, ou seja, de voltarem os sintomas e o mal-estar. Pior ainda, tratar uma recaída poderá ser mais difícil e exigir intervenções adicionais. A lógica é praticamente a mesma da de fazer um antibiótico para tratar uma amigdalite durante o período recomendado pelo médico: provavelmente, vai sentir-se melhor em pouco tempo, mas, se interromper o medicamento antes do final, a infeção pode voltar e ganhar resistência a esse antibiótico.

Outra coisa suscetível de acontecer, que ocasionalmente leva a paragens de tratamento, são os efeitos secundários. Qualquer medicamento é passível de ter efeitos secundários, e até mesmo as psicoterapias os podem ter. Apesar de serem menos frequentes, por vezes, são muito incomodativos e não é possível considerar uma terapêutica de vários meses se se mantiverem. Nestes casos, é importante falar com o médico que está a seguir o caso, expor a situação e verificar se se encontram alternativas. Habitualmente existem e é possível, com ajustes maiores ou menores, manter a continuidade do tratamento.

Todos concordamos que é uma chatice ter de fazer medicamentos ou ir a consultas regulares, portanto, algo que podemos fazer para ajudar quem está a passar por este processo, é motivar para que não desista a meio. Mais vale seguir tudo direitinho, do princípio ao fim, para que o risco de recaída e a probabilidade de voltar a passar por tudo novamente, diminua.

Ofereça ajuda em algumas rotinas

Em casos severos de Depressão ou Ansiedade, o doente poderá estar bastante sintomático a ponto de se sentir assoberbado por algumas atividades básicas do dia-a-dia. Aqui é possível auxiliar! Disponha-se a ir às compras, a tratar da marcação de consultas, a fazer umas horas de *babysitting* ou a preparar algumas refeições.

Tente perguntar como ajudar nestas coisas práticas. Note, que por vezes, os doentes sentem vergonha por não conseguirem realizar estas rotinas e retraem-se. Nesses casos, tente perceber do que precisam e proponha algo diretamente, como por exemplo: «vi que tens o frigorífico vazio, queres que compre umas coisas?».

À medida que a situação vai melhorando, é importante incentivar a pessoa a começar a realizar estas rotinas, de forma mais autónoma.

Leve (muito) a sério ameaças de suicídio

Em situações graves, sobretudo de Depressão, mas também nas perturbações ansiosas, é possível que se depare com um dos cenários mais assustadores: quem gosta e a quem está a tentar ajudar, refere-lhe ter ideias de suicídio. Isto é para levar muito a sério.

No capítulo seguinte, vou falar sobre este tema com maior profundidade, mas, para já, importa referir que a Depressão é o principal fator de risco de suicídio. Muitas pessoas, em situações críticas de mal-estar, têm fantasias de como seria "acabar com tudo". Um menor número chega mesmo a pensar como, ou quando, o faria. Uma minoria magoa-se de propósito, umas vezes na forma de tentativa de suicídio, outras apenas com o objetivo de sentir dor física em vez de mental. Qualquer uma destas situações, não deve ser mantida em segredo e deve levar à procura urgente de ajuda especializada.

Se quem estiver a apoiar lho transmitir diretamente, ou se intuir que tem algo deste género em mente, aconselho-o a abordar o assunto de forma direta. Um dos grandes mitos desta área é que falar sobre o suicídio pode levar a que se faça mesmo, o que está completamente errado! Quando alguém tem estes pensamentos e os consegue partilhar, não julgar e não entrar em pânico poderá fazer com que se sinta francamente mais aliviado e com forças para lutar contra os mesmos. Ser apoiado, ajudado e amado, mesmo quando se tem ideias tão negras, pode ajudar a prevenir o suicídio ou os comportamentos autolesivos.

Se estiver a ajudar alguém com ideias de suicídio, para além de levar a sério e de tentar falar com a pessoa, deve insistir para que essa pessoa recorra urgentemente ao profissional de saúde que a segue (médico de família, psiquiatra, psicólogo, psicoterapeuta). Se esta ajuda não estiver disponível, ligue para um dos serviços telefónicos de apoio (como o *SOS Voz Amiga* ou mesmo o 112) ou recorra a um serviço de urgência. A observação urgente destas situações é importante, pois terá de ser feita uma avaliação do risco de suicídio por um clínico treinado nesta área, que poderá propor uma intervenção terapêutica diferencial.

Cuidados que deve ter ao lidar com alguém doente

Ocasionalmente, pessoas com muito boas intenções, acabam por dizer ou fazer coisas que não ajudam, ou que até podem piorar, a situação.

Lidar com a Ansiedade ou a Depressão pode ser algo bem difícil, por quem passa por lá e para quem quer dar apoio. Ninguém sabe todas as respostas. Algo que pode ser bom para nós, pode não o ser para o outro. Todo este processo de ajuda envolve persistência, paciência e, por vezes, também frustração.

Não julgue. Não subestime o poder imenso que tem o "estar lá" para quem está doente. Uma regra a seguir na comunicação é «escute mais e comente menos». Evite frases que possam ser sentidas como julgamento, crítica ou desvalorização, tais como:

- *Isso está tudo na tua cabeça.*
- *Mas tu pareces ótimo.*
- *Há pessoas bem pior do que tu.*
- *Controla-te.*
- *Não sejas preguiçoso.*
- *Arranja mas é algo para te ocupares.*
- *Isso não é nada.*
- *Isto acontece a toda a gente.*
- *Não posso fazer nada para te ajudar.*

Não leve as coisas a peito. O facto de o seu amigo ou familiar estar deprimido ou ansioso não é culpa sua (nem culpa dele). Frases que se dizem quando se está doente, como «ninguém quer saber de mim» ou «para ti é tudo fácil», podem magoar quem está a tentar ajudar. Tente percebê-lo como fruto da angústia que a perturbação mental provoca e não tanto como um ataque a si. Se for preciso, estabeleça limites e fale sobre como certas coisas o magoam, que está lá para ela, mas que, por vezes, poderá necessitar do seu espaço para recuperar. Tente não ficar ofendido quando organiza um plano com a pessoa doente e esta acaba por cancelar. Muitos pacientes têm dificuldade em fazer coisas potencialmente agradáveis quando estão numa fase pior.

Não tente tratar a pessoa. A maioria de nós não é psiquiatra ou psicoterapeuta de formação. Mesmo que fosse, quando está no papel de amigo, companheiro ou familiar, não estaria em posição de fazer um tratamento. Evite dar opiniões sobre medicamentos, técnicas de psicoterapia ou diagnósticos. Reforce apenas a necessidade de um acompanhamento regular e de fazer os tratamentos propostos pelo clínico que segue o paciente. Não sugira que tem de pensar de uma maneira ou de outra, com conselhos como: «foca-te nas coisas boas da vida» ou «tenta desligar o botão da preocupação». Não seriam coisas que diria a alguém com diabetes ou com uma perna partida, certo? Nas perturbações mentais, este tipo de conselhos bem-intencionados também não funcionam e até podem ser prejudicais.

Não tente apressar o processo. As coisas melhoram, por vezes não tão rápido como o que desejaríamos, mas recuperar é possível. Em certas ocasiões, quem está a ajudar até já percebe alguns dos caminhos que o doente terá de percorrer. Pode perceber que voltar a enfrentar algumas situações temidas é importante, que fazer certas mudanças de vida é essencial ou que terá de investir na socialização. O risco é começar a empurrar o doente sem que este esteja preparado, levando a que a dificuldade subsequente seja ainda maior. Mais uma vez, a regra poderá ser "estar lá" para quando for a altura certa. Se o seu amigo ou familiar está a ser tratado, e as coisas estão a correr bem, ele irá dizer-lhe qual a altura certa para ir ao ginásio, para lhe fazer companhia numa situação social, ou mesmo pedir-lhe a sua ajuda num momento de uma mudança mais difícil.

Existem várias coisas que pode fazer para ajudar alguém que está a passar por uma fase difícil, nomeadamente durante uma perturbação de Ansiedade ou depressiva. Ajudar é, sem dúvida, um ato de amor. E, mesmo que não tenha a certeza de estar a fazer o que é certo, a mensagem de que está lá para a pessoa que gosta irá passar e terá um efeito muito positivo. Espero que algumas destas dicas que lhe deixei, facilitem esse processo!

7.

AUTOLESÃO E SUICÍDIO

CONHECER OS SINAIS E SABER O QUE FAZER

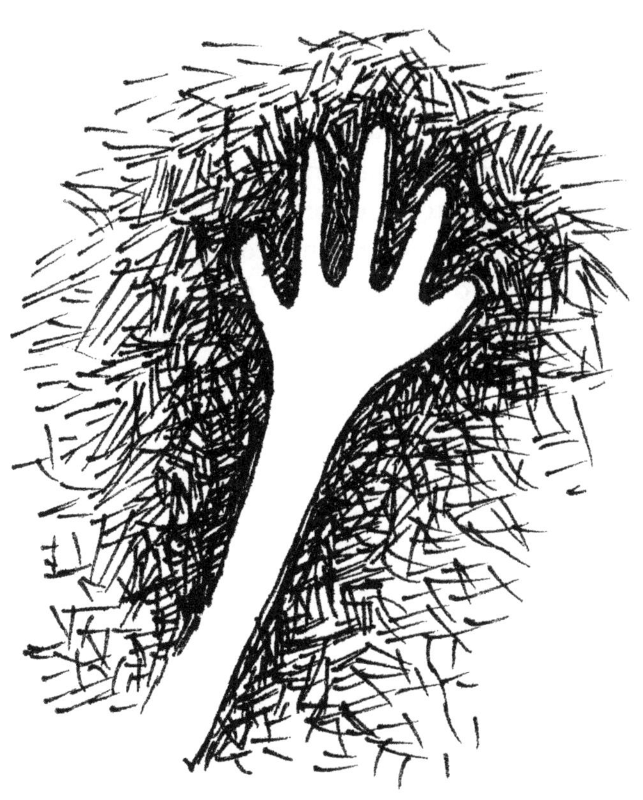

Deixei para o final estes dois temas difíceis. Não estaria completo um livro sobre Ansiedade e Depressão se não abordasse aquelas que podem ser a sua consequência mais trágica: os comportamentos autolesivos (CAL) e o suicídio.

Quem me conhece sabe que esta é uma área a que muito me dediquei, tanto em termos clínicos como académicos. Trabalhei durante vários anos na consulta de Suicidologia do NES (Núcleo de Estudos do Suicídio[95]), do Hospital de Santa Maria, em Lisboa. Aqui, deparava-me com inúmeros jovens com situações bastante difíceis, que os levavam a considerar a autolesão ou o suicídio. Muitos tinham perturbações ansiosas e depressivas. Sempre quis perceber mais a fundo o que levava certas pessoas a estes pensamentos ou ações. Vindo de uma formação médica, em que nos ensinam que o objetivo da medicina é ajudar a pessoa a viver mais e melhor, fazia-me uma grande confusão ouvir relatos de pacientes que queriam morrer ou que se magoavam de propósito. Acabei por selecionar esta área como tema do meu doutoramento, com a orientação de um grande mestre da Psiquiatria portuguesa: o Professor Daniel Sampaio. Foquei-me no estudo dos comportamentos autolesivos em adolescentes e na forma como se relacionavam com a Ansiedade e a Depressão, assim como com as suas estratégias de *coping* (afrontamento) e o seu temperamento mais inato. Durante este capítulo irei falar-lhe de algumas das coisas que descobrimos, mas, para uma leitura mais completa, convido-o a dar uma vista de olhos à minha tese que se intitula: *Comportamentos autolesivos em adolescentes – características epidemiológicas e análise de fatores psicopatológicos, temperamento efetivo e estratégias de coping*[96].

Gostava também de aproveitar estas linhas para agradecer ao Professor Daniel Sampaio por ter aceitado o meu convite para prefaciar este livro. Em linha com o que tenho feito ao longo dos anteriores capítulos, não posso deixar de sugerir a leitura dos seus livros, também focados em aproximar o público em geral às várias temáticas da Saúde Mental, mais ainda no que diz respeito à área da Suicidologia, adolescência e família.

O suicídio e os comportamentos autolesivos são um tema de elevada complexidade, tanto pela sua natureza multifatorial, como pela dificuldade na sua compreensão, mesmo para os clínicos mais experientes. Alberto Camus, no seu ensaio publicado em 1942, *O mito de Sísifo*, refere: «existe apenas um único problema filosófico realmente sério: o suicídio. Julgar se a vida vale ou não a pena ser vivida significa responder à questão fundamental da filosofia». Para compreender a fundo esta temática, é necessário um enquadramento global, que envolva disciplinas tão diversas como a Medicina, a Psicologia, a Sociologia, a Antropologia e a Filosofia.

Antes de continuar, e para que fique o mais claro possível, gostaria de lhe deixar um esquema relativo à nomenclatura – às definições – que utilizo neste capítulo.

Nomenclatura utilizada

- **Ideação suicida** – Pensamentos sobre acabar com a própria vida. Podem apresentar-se sob a forma de desejos e/ou plano para cometer suicídio, sem que haja necessariamente passagem ao ato.
- **Ideação autolesiva** – Pensamentos sobre magoar-se, fazer mal a si próprio, deliberadamente, sem que seja evidente a intenção de morrer.
- **Comportamento autolesivo (CAL)** – Comportamento com resultado não fatal, em que o indivíduo deliberadamente fez um dos seguintes: lesões intencionais ao corpo (exemplo: cortar-se, saltar de um local elevado); sobredosagens de fármacos; ingestão de droga ilícita ou substância psicoativa com propósito declaradamente autoagressivo; ingestão de uma substância ou objeto não ingerível (exemplo: lixívia ou lâminas).

Pode subdividir-se em:

- **CAL sem intenção suicida** – quando é possível afirmar, com elevado grau de certeza, que não existe intenção de morrer.
- **CAL sem outra especificação** – quando não é possível perceber se existe ou não intencionalidade suicida.
- **Tentativa de suicídio** – ato levado a cabo por um indivíduo que visa a sua morte, em que é possível perceber que é realizado com intencionalidade suicida, mas que, por razões diversas, não resultou.

• **Suicídio** – Morte provocada por um ato levado a cabo pelo indivíduo com intenção de pôr termo à vida.

Os números do suicídio e dos comportamentos autolesivos

O suicídio é um grave problema de Saúde Pública, a nível global. Segundo dados da Organização Mundial de Saúde (OMS)[97], cerca de 800 mil pessoas morrem por suicídio todos os anos, ou seja, uma a cada quarenta segundos. E isto é a ponta do iceberg! Por cada pessoa que se suicida, vinte ou mais cometem tentativas de suicídio e muitos mais apresentam CAL sem intencionalidade suicida.

O suicídio não conhece fronteiras e é transversal a todos os níveis sociodemográficos e a todas as regiões do mundo. Apesar de as taxas maiores ocorrerem a partir dos 70 anos, quase um terço das pessoas que se suicidam são jovens – o suicídio é a quarta causa de morte na faixa etária entre os 15 e os 29 anos. As taxas de suicídio são, na maioria dos países europeus, superiores à de quaisquer outras mortes violentas, nomeadamente as de acidentes de viação.

Os CAL são muitíssimo prevalentes, especialmente entre os mais jovens. Dados internacionais revelam que cerca de 10 % dos adolescentes já terão tido pelo menos um episódio de autolesão ao longo da sua vida.

Na investigação que realizámos na Grande Lisboa, em que questionámos mais de 1700 jovens em catorze escolas, verificámos que cerca de 7 % dos adolescentes já tinha apresentado pelo menos um episódio de CAL – calculando-se uma prevalência de, aproximadamente, 10 % para o sexo feminino e 3 % para o sexo masculino. O método mais frequente foram os cortes na superfície corporal (por vezes chamados de automutilação, embora o termo não seja preciso), seguindo-se as sobredosagens. Cerca de metade fazia-o de forma recorrente e a grande maioria realizava estes comportamentos em segredo, sem pedir ajuda antes ou depois do mesmo.

Importa, nesta fase, referir que os CAL (sejam tentativas de suicídio ou não) são um dos principais fatores de risco para suicídio no futuro. Por isso, como medida de prevenção de um resultado futuro mais trágico, é extremamente importante identificar estes casos e oferecer ajuda profissional adequada à situação.

Tanto o suicídio como os CAL afetam não só a pessoa que os realiza, mas também os seus familiares, amigos, colegas e comunidades – são milhões de pessoas em todo mundo! Os custos económicos estimados são da ordem dos biliões de euros, mas, pior que isso, é o efeito emocional devastador que estes têm.

Apesar dos números preocupantes e avassaladores, este assunto ainda continua a ser uma questão muito delicada, envolta em estigma e receios, sendo ainda insuficientes os programas de prevenção e de identificação dos casos de risco.

Em Portugal, a evolução das estatísticas oficiais relativas ao suicídio pode ser consultada no gráfico abaixo (existindo, atualmente, dados até 2019)[98]. Em 2019, morreram por suicídio 975 pessoas… uma grande parte, acredito eu, mortes evitáveis.

As estimativas sugerem que o número de suicídios possa aumentar, se os esforços de prevenção e de tratamento não tiverem o apoio de medidas económicas e legislativas adequadas. Este assunto é, sem dúvida, merecedor da maior atenção por parte de toda a sociedade, em especial dos decisores na área da saúde.

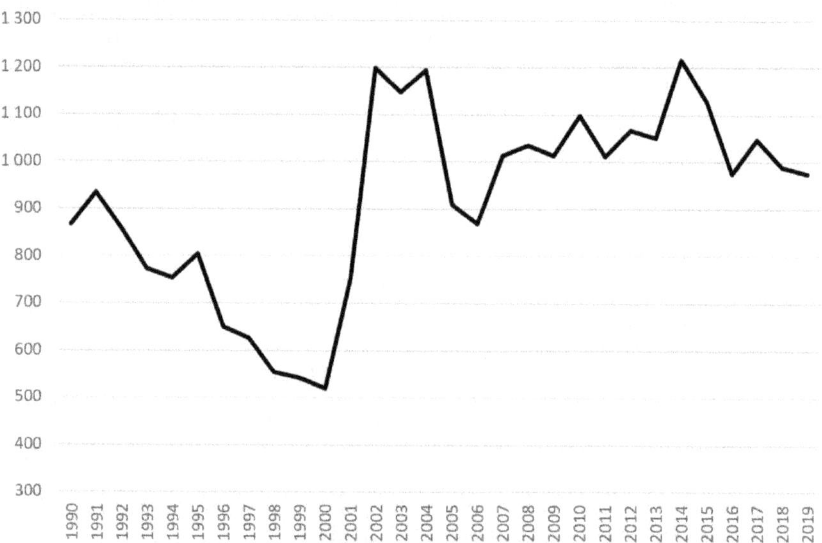

gráfico 7 - Suicídios como causa de morte

O que leva as pessoas a este tipo de comportamentos?

Sabemos que existe uma ligação clara entre o suicídio e os CAL a perturbações mentais (em particular: Depressão; Doença Bipolar; determinadas perturbações de personalidade; abuso e dependência de substâncias). Estima-se que, em pelo menos 90 % dos suicídios, seria possível diagnosticar uma perturbação psiquiátrica, cujo tratamento eficaz poderia ter evitado fatalidades.

No entanto, não é só a presença de uma perturbação mental que leva a estes comportamentos. Há sempre múltiplos fatores em jogo. Nem todas as pessoas com uma Depressão consideram magoar-se ou acabar com a sua vida. A maioria dos investigadores desta área partilha a opinião de que não há explicações singulares para fenómenos altamente complexos e multideterminados como o suicídio e os CAL.

Atualmente, o enfoque explicativo é colocado em modelos "multidimensionais", que abordam a conjunção de múltiplos fatores, conceptualizando estes comportamentos como um resultado de uma interação altamente complexa entre fatores genéticos, biológicos, psiquiátricos, psicológicos, sociais e culturais.

Na base destes modelos, está o conceito de fatores de risco e protetores:

- **Fatores de risco** – circunstâncias, condições, acontecimentos de vida, doenças ou traços de personalidade que podem aumentar a probabilidade de alguém realizar comportamentos autolesivos (CAL) ou de, efetivamente, consumar o suicídio. Temos como exemplos: a doença mental (quando não seguida ou não tratada); as experiências adversas na infância; *bullying* ou *mobbing;* a baixa autoestima; traços de personalidade de perfeccionismo e rigidez; sentimentos de desesperança; CAL prévios; contacto com suicídio ou CAL de outros.
- **Fatores protetores** – correspondem a características e circunstâncias individuais, coletivas ou socioculturais que, quando presentes e/ou reforçadas, estão associadas a menor probabilidade destes comportamentos. São exemplos: a boa capacidade da resolução de problemas e conflitos; a iniciativa no pedido de ajuda; a noção de valor pessoal; bons relacionamentos familiares; a facilidade de acesso aos serviços de saúde; a boa inserção sociocultural.

Quando se observa um maior desequilíbrio entre fatores de risco e de proteção, no sentido dos primeiros, há um maior risco de suicídio ou CAL. Alguns destes fatores de risco são modificáveis enquanto outros não. Estes últimos correspondem a vulnerabilidades – que podem ser genéticas, hereditárias, relacionadas com o desenvolvimento ou sociofamiliares.

Identificar os fatores de risco e de proteção, assim como as vulnerabilidades (e pelo contrário, os fatores de resiliência) e precipitantes, é essencial para a compreensão, intervenção e prevenção dos CAL.

Sabemos que a presença de certos traços da personalidade, como a agressividade, a impulsividade, o perfeccionismo, a desesperança e o pessimismo, são considerados predisponentes para comportamentos suicidários. Sabemos também que as estimativas do peso de fatores hereditários no suicídio consumado rondam os 45 %. Parte desta influência genética está relacionada com a associação a perturbações psiquiátricas, como as perturbações do humor e o abuso de substâncias.

Outros exemplos de fatores de vulnerabilidade são: dificuldades na resolução de problemas a nível social; história familiar de comportamentos suicidários; abuso contínuo de substâncias e álcool; experiências traumáticas precoces; perda parental precoce; isolamento social; baixa autoestima.

Por outro lado, existem fatores de *stress*, que podem precipitar CAL em pessoas com vulnerabilidades de base. A estes chamamos *stressores* ou fatores precipitantes e, na sua maioria, são modificáveis. São exemplos os seguintes: episódios agudos de doença psiquiátrica (tais como um episódio depressivo *major* ou uma perturbação de Ansiedade); intoxicação aguda por substâncias; crises familiares, sociais ou financeiras e contágio social (especialmente na faixa etária da adolescência, que pode ocorrer através de contactos pessoais, mas também observado nos media e nas novas plataformas de informação).

Quando um individuo, com um conjunto de vulnerabilidades, se depara com determinados fatores precipitantes, poderá vir a desencadear CAL – a esta formulação multidimensional, com várias "causas" que interagem entre si, chamamos modelo diátese-*stress*[99].

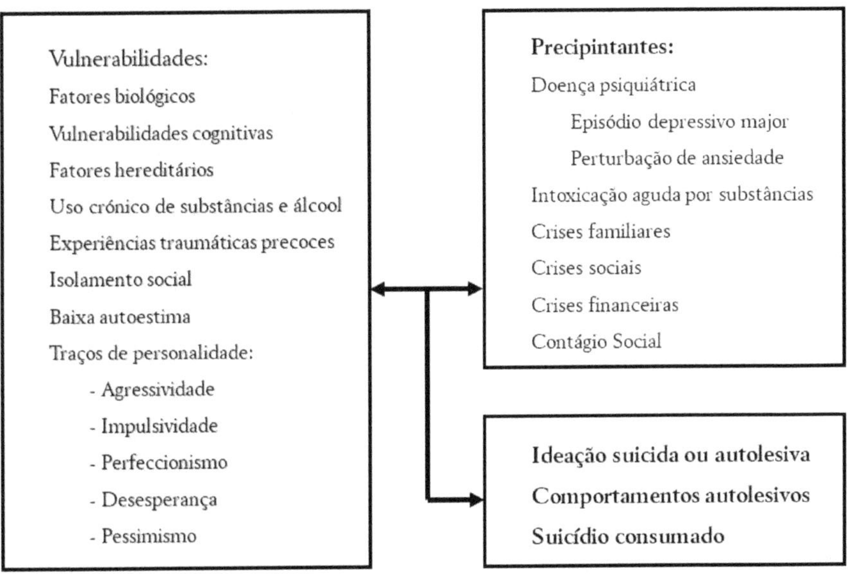

esquema 10 - Modelo de diátese-*stress* (ou vulnerabilidades-precipitantes) aplicado aos comportamentos suicidários

Muitas das pessoas que recorrem aos CAL referem que o principal motivo que os leva aos mesmos é sentirem algum alívio de um estado mental terrível. Habitualmente, sentem-se sozinhos, não conseguem visualizar saídas para os seus problemas e encontram-se em estado de imenso sofrimento emocional. Foi também isto que confirmei na minha tese, em que uma ampla maioria dos jovens que se magoava de propósito, estava em grande sofrimento psíquico, com elevada prevalência de sintomas depressivos e ansiosos, recorrendo a cortes ou a sobredosagens para tentar aliviar, de alguma forma, a dor que sentiam. Mas há alternativas e há soluções.

Segundo a minha experiência clínica, posso-lhe dizer que nada é mais importante do que escutar. Perceber a dor, a raiva ou a zanga. Ajudar a procurar alternativas à autolesão como solução para problemas ou estados emocionais. É necessário retirar o estigma associado a estas situações, dizer que não é preciso sentir-se envergonhado, embaraçado ou inferior por estar a passar por esta situação. Tratar as perturbações psiquiátricas, como Depressão ou Ansiedade, é também importantíssimo e perfeitamente viável. Muitas vezes é necessário um trabalho de equipa com psicoterapeutas, família e amigos, para facilitar os pedidos de ajuda, para quebrar o ciclo de isolamento e para melhorar as capacidades de procurar soluções alternativas.

Mitos sobre o suicídio e os comportamentos autolesivos

Em muitas culturas, o suicídio e os CAL são vistos como um ato vergonhoso, um sinal de fraqueza, de egoísmo ou de manipulação. Estas ideias estão, infelizmente, extremamente difundidas na sociedade, contribuindo para sentimentos de autodesvalorização, de isolamento, de culpa e de vergonha, que dificultam a procura de ajuda necessária. É importantíssimo combater estes preconceitos e estigma, para que haja maior hipótese de prevenir e intervir nestas situações. A Sociedade Portuguesa de Suicidologia compilou alguns destes mitos[100], que irei partilhar consigo de forma adaptada:

- **«A pessoa que fala sobre suicídio não fará mal a si própria, apenas quer chamar a atenção.»** – Totalmente errado. Todas as ameaças devem ser encaradas com seriedade, a pessoa está em sofrimento e precisa de ajuda. Uma grande parte dos indivíduos que se suicidam comunicam previamente a sua intenção.
- **«O suicídio é sempre impulsivo e acontece sem aviso.»** – Também não é verdade. Apesar de muitas vezes poderem parecer impulsivas, porque não se notaram os sinais de alarme, as tentativas de suicídio são frequentemente planificadas. São comuns os avisos e as comunicações, embora por vezes a sua forma não seja eficaz e a mensagem de alarme não passe para as pessoas próximas.
- **«Os indivíduos suicidas querem mesmo morrer ou estão decididos a matar-se.»** – A maioria das pessoas que expressa ideação suicida ou autolesiva tem uma grande ambivalência

sobre a situação, querem morrer, mas também querem viver. Na generalidade dos casos, pretendem eliminar o sofrimento, não propriamente a sua vida. Sentem-se encurralados, sem soluções, e encontram nos CAL uma aparente saída. Mas se forem ajudados, apoiados e acompanhados, podem encontrar formas de lidar com os seus problemas e sofrimento. O facto de a maioria das pessoas com tentativas de suicídio tentar comunicar a sua intenção (a amigos, família, médicos ou linhas de emergência), demonstra a ambivalência subjacente a estes comportamentos.

- **«Quando um indivíduo mostra sinais de melhoria ou sobrevive a uma tentativa está fora de perigo.»** – Isto é incorreto. Na verdade, um dos períodos de maior risco é o que surge imediatamente após uma tentativa de suicídio. Um dos principais fatores de risco é a presença de CAL prévios.
- **«A tendência para o suicídio é sempre hereditária.»** – Como já lhe referi, o suicídio e os CAL são determinados por múltiplas causas. Claro que as condições genéticas e a história familiar são importantes fatores de risco, mas não explicam tudo.
- **«Os indivíduos que tentam ou cometem suicídio têm sempre uma perturbação mental.»** – Nem todos. É verdade que em cerca de 90 % dos casos existe uma perturbação mental associada, quer ao suicídio, quer aos CAL. A Depressão é a patologia mais frequente. Mas também existem indivíduos que não têm qualquer diagnóstico de perturbação mental e que são afetados por este problema. Provavelmente nestes, os fatores sociais ou de estruturação da personalidade terão mais peso que os sintomas psiquiátricos, porém, também estes podem ser ajudados, talvez não com intervenções clínicas, mas de outro tipo.
- **«Falar sobre suicídio com outra pessoa poderá encorajá-la a fazê-lo.»** – Isto é totalmente falso. Não se causam comportamentos suicidas por se falar com alguém sobre o assunto. Na realidade, reconhecer que o estado emocional do indivíduo

é real e tentar normalizar a situação induzida pelo *stress* são componentes importantes para a redução da ideação suicida. Ter a abertura de outra pessoa para falar deste assunto, traz alívio ao paciente e pode inclusivamente reduzir o risco de passagem ao ato.

- **«O suicídio só acontece aos outros. Alguém inteligente e bem-sucedido nunca se magoaria de propósito.»** – Este é mais um exemplo de uma ideia completamente errada e altamente difundida. O suicídio e os CAL podem ocorrer em qualquer pessoa, independentemente das suas circunstâncias sociais, económicas, culturais ou familiares.
- **«O suicídio ou os CAL são uma resposta expectável ou natural em situações de stress.»** – Toda a gente experiencia *stress* ao longo da sua vida, mas nem toda a gente tem ideação suicida ou CAL. O suicídio e os CAL são causados por um conjunto de fatores muito variado e diferente de pessoa para pessoa. É verdade que os CAL podem acontecer após um acontecimento que provoque grande *stress*, mas este acontecimento é habitualmente um gatilho (um precipitante) para o comportamento, não a causa do suicídio.
- **«Quem se magoa de propósito é louco, egoísta ou fraco.»** – Isto é um preconceito terrível e profundamente errado. Quem se magoa de propósito ou considera o suicídio está em sofrimento, muitas vezes doente e pode ser ajudado!
- **«Não há nada a fazer para evitar o suicídio ou os CAL.»** – Mais uma ideia totalmente errada. É possível prevenir e tratar estas situações. Há múltiplas intervenções médicas, psicológicas, sociais que se mostram eficazes. Tratar a Depressão (e a Ansiedade), combater a solidão, facilitar os pedidos de ajuda, promover estratégias saudáveis de lidar com os problemas, combater o estigma, prevenir o abuso de substâncias, são exemplos de coisas que se podem fazer.

É possível prevenir o suicídio e a autolesão! Não se deixe enganar por estes mitos, estigmas e preconceitos.

Quais são os sinais de alarme?

Todos experienciamos o sofrimento emocional de maneiras diferentes, algumas vezes sem dar grandes indicações para o exterior. Contudo, nas situações mais graves, aquelas com maior risco de suicídio ou CAL, poderão ser visíveis algumas alterações do comportamento (mesmo que a pessoa não o faça voluntariamente ou não tenha noção disto). Estes sinais de alarme podem ser uma oportunidade valiosa para oferecer ajuda. Estender a mão para aqueles que estão num processo de afastamento dos outros, e da sua vida, oferecendo-lhes apoio e amizade pode ser um ato salva vidas.

A presença de um ou mais destes sinais não implica que a pessoa pretenda suicidar-se ou magoar-se: a única forma de ter a certeza é perguntando.

Estes são alguns dos sinais de alarme:

- Comentários acerca da morte ou suicídio.
- Sensação de desesperança (não ter esperança no futuro).
- Maior isolamento e afastamento ativo das outras pessoas.
- Problemas em dormir.
- Aumento do consumo de álcool ou drogas.
- Ansiedade extrema e angústia.
- Tristeza extrema.
- Irritar-se com frequência ou ter variações de humor extremas.
- Perda de interesse pelo próprio, pelo seu autocuidado, higiene ou aparência.
- Perda de interesse pelas atividades habituais (trabalho, escola, *hobbies*, socialização).

- Comportamento impulsivo, imprudente, sem pensar nas consequências das suas ações.
- Falar sobre sentir-se um fardo para os outros.
- Começar a dar os seus bens pessoais significativos.
- Começar a "pôr os seus assuntos em ordem" para quando morrer (tratar de contas, fazer seguros, escrever testamentos, guardar dinheiro para o funeral, despedir-se de pessoas).

O que fazer se tiver ideias de suicídio ou de autolesão?

Se tiver ideias de suicídio ou de autolesão saiba que não está sozinho e que pode ser ajudado. Muitas vezes quem está a passar por estes pensamentos pode achar que não há esperança, que nada há a fazer ou que a dor nunca irá passar. Mas, na realidade, existem várias formas de ser ajudado e pessoas dispostas a apoiá-lo. É possível melhorar as coisas e sentir-se melhor. O fundamental é que fale a alguém sobre o que se está a passar consigo.

O pedido de ajuda pode ser dirigido ao seu médico assistente (de qualquer especialidade), a um psicólogo, a um psicoterapeuta ou a um psiquiatra. Pode também dirigir-se a um serviço de saúde mental local ou mesmo a uma urgência hospitalar (sim, a ideação suicida é um motivo totalmente justificado para ir a um serviço de urgência).

Pode ligar para uma linha de emergência, como o 112 ou o *SNS24* (808242424), ou mesmo para uma linha telefónica de crise, como o *SOS Voz amiga* (213544545) ou a *Voz de apoio* (225506070).

Se não se sentir à vontade em pedir apoio técnico sozinho, procure um amigo ou um familiar em quem confie, exponha-lhe a situação e peça-lhe ajuda. Lembre-se de que, na sua grande maioria, os problemas são temporários, já o suicídio é uma decisão irreversível. Os vários pacientes que segui (ou sigo) e que tiveram pensamentos suicidas, ou CAL graves, estão gratos por estarem a viver neste momento.

Dê a si mesmo tempo para que as circunstâncias se alterem e a dor diminua. Dê a si mesmo a oportunidade de ser ajudado.

Existem algumas coisas que deve evitar a todo o custo, nestas alturas mais complicadas. Elimine o acesso a métodos letais de suicídio, livrando-se de armas de fogo, facas, venenos ou medicamentos perigosos. Não interrompa a medicação que está a tomar, mantenha-a de acordo com as indicações do seu médico. Evite drogas e álcool, já que estas podem ser uma tentação, prometendo um "alívio" para alturas difíceis, embora costumem agravar ainda mais a situação. Não perca a esperança, por pior que tudo pareça, há uma grande possibilidade de as coisas melhorarem! Não esconda estes pensamentos dos outros, em particular do seu médico ou psicólogo, que só o podem ajudar se souberem o que se está a passar consigo.

O que fazer quando alguém que conhece tem ideias de suicídio ou de autolesão?

Em primeiro lugar, não entre em pânico. Sei que pode ser uma experiência muito assoberbante, ansiogénica e que, provavelmente, se sentirá inseguro. Isso é perfeitamente normal. Mas acredite, o seu papel poderá ser muito importante. Por vezes, apenas estar disponível para escutar e conversar com a pessoa pode ser vital.

Se reparou em determinados sinais de alarme e ficou preocupado com alguém, é fundamental que inicie uma conversa. Tente preparar-se antes. Pense no que quer saber e como o deve perguntar, tenha alguma ideia dos recursos que estão disponíveis para situações de risco e procure uma altura e local propícios para este tipo de conversa (de preferência com tempo e num contexto onde não sejam interrompidos). Comece por referir os sinais que notou e como estes o preocuparam. Pergunte diretamente sobre ideias de suicídio ou de se magoar deliberadamente, o que não só clarifica a sua preocupação, como transmite a noção de que está disposto a falar abertamente com a pessoa sobre este assunto (algo muitas vezes desejado por quem tem este tipo de pensamentos). Escute com atenção aquilo que lhe é dito, evite juízos de valor, expresse que está genuinamente preocupado e que está lá para a pessoa.

Se alguém partilhar consigo que está com ideias de suicídio ou que planeia magoar-se, deve permanecer junto da pessoa (não a deixe sozinha) e expressar-lhe que irá tentar ajudá-la. Ajudar não significa resolver os problemas, ou fazer com que o indivíduo deixe de sentir aquilo que está a sentir. Deve evitar entrar em argumentações, sermões ou críticas, evitando frases como: «tens de te animar», «as coisas não são assim tao más» ou «isso é muito egoísta». O auxílio, neste tipo de situações, envolve sobretudo estar em conexão com alguém que sente ter perdido tudo aquilo que o ligava à vida.

Tente criar alguma esperança, com frases como: «consigo imaginar como isto está a ser difícil para ti e quero dizer-te que, apesar de estarmos nesta fase má, estou aqui para ti e quero ajudar», «quero que saibas que existe a possibilidade de seres ajudado» ou «talvez exista uma chance de não te sentires assim para sempre e estou aqui para procurar alternativas contigo». Por vezes, as pessoas com ideias de suicídio podem estar altamente desesperançadas e é importante que insista na hipótese de recorrer a ajuda profissional.

Quando alguém está com ideias de suicídio ou refere a intenção de se magoar, é importante criar um plano de segurança. Pergunte sobre a presença de métodos letais, como comprimidos, armas ou venenos, e tente retirá-los da proximidade da pessoa. Tente perceber se está a consumir álcool ou drogas e tente também remover essas substâncias. Pergunte se há alguém a quem possa ligar, um médico ou um psicoterapeuta, que possa dar ajuda mais imediata. Se não existir ninguém de referência, proponha-se a acompanhar a pessoa a um serviço de saúde mental local ou mesmo a uma urgência hospitalar. É sempre possível ligar para uma linha de emergência, como o 112 ou o *SNS24* (808 24 24 24) ou para uma linha telefónica de crise. Se a pessoa ficar agitada ou expressar agressividade, deve pedir ajuda imediata através de uma linha de emergência (112).

Existem algumas coisas que não deve, absolutamente, fazer

Não prometa que irá manter esta situação em segredo, afinal, você preocupa-se com esta pessoa e mais importante que ela ficar zangada consigo, é conseguir arranjar-lhe ajuda. Para isso, é preciso falar com alguém, mesmo que ela não queira.

Não faça perguntas em que dá a sensação de querer ouvir um não como resposta, tais como: «não estás a pensar fazer algo estúpido?» ou «não está a pensar em matar-te, pois não?». O mais provável, neste tipo de questões, é que a pessoa sinta que não está disponível para ela e não lhe diga o que realmente se está a passar.

Não dê respostas baseadas em estar zangado ou frustrado com a situação. Apesar deste tipo de situações, por vezes, nos gerar estes sentimentos, tente não passar isso na comunicação. Frases como «*Ok*, se queres ser egoísta e matar-te (ou magoar-te), força! Vê se me importo.» são particularmente perigosas e devem ser evitadas a todo o custo.

Muito mais haveria a dizer sobre a temática do suicídio e dos comportamentos autolesivos, mas penso que ter estas ideias gerais – conhecer os sinais de alarme, não se deixar enganar pelos mitos e saber como ajudar – já o colocam muito acima da média, no seu conhecimento e na sua capacidade de resposta. E isso pode salvar vidas! Se quiser aprofundar ainda mais este tema, recomendo-lhe o livro intitulado Suicídio e Comportamentos Autolesivos[101], da autoria de vários investigadores reputados desta área.

Recursos online que recomendo:

- Portal da Campanha Nacional de Prevenção do Suicídio: https://prevenirsuicidio.pt
- Portal da Sociedade Portuguesa de Suicidologia: https://www.spsuicidologia.com

- Associação Internacional para a Prevenção do Suicídio: https://www.iasp.info
- SOS Voz Amiga: https://www.sosvozamiga.org
- Campanha de Prevenção do Suicídio do estado da Califórnia: https://www.suicideispreventable.org

8.

UMAS PALAVRAS FINAIS

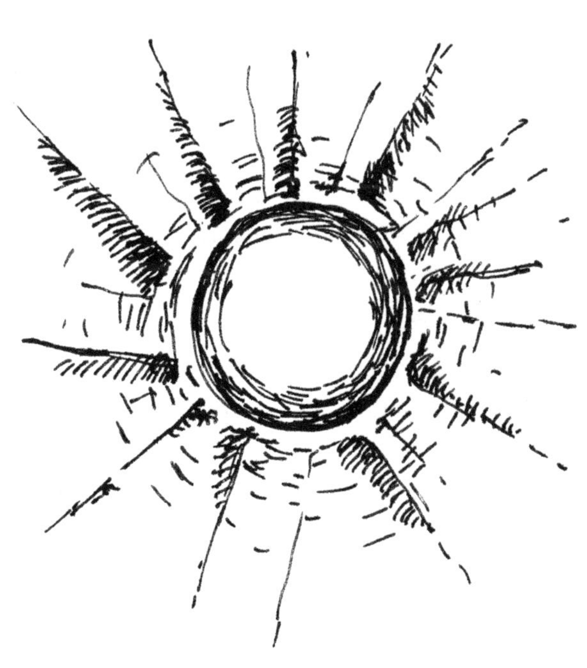

Foi para mim uma grande aventura escrever este livro. Estávamos em meados de janeiro de 2021, no meio do caos de mais um confinamento devido à pandemia de COVID-19, quando o Tiago e a Cláudia, da Ego Editora, me propuseram a criação de um livro focado em temas de Saúde Mental. Apesar de já ter escrito muita coisa a nível académico, artigos científicos e capítulos de livros técnicos, nunca tinha passado pelo desafio de escrever algo tão complexo, tendo o público em geral em mente.

Escolhi a temática da Ansiedade e da Depressão, não só por serem situações muito frequentes e que provocam elevado mal-estar, mas também porque são temas envoltos em inúmeros preconceitos e ideias erradas. Ainda para mais, devido ao contexto pandémico, estávamos numa altura de enorme aumento da incidência destas patologias. Sensibilizar, informar e alertar as pessoas sobre estes temas, tornou-se ainda mais relevante.

Ao longo da minha escrita, tive sempre estes dois grandes objetivos: querer que o leitor fique com uma noção mais realista do que são estas perturbações mentais (tentando ao máximo desmontar alguns dos mitos mais frequentes) e criar uma noção de empoderamento relativa à área da Saúde Mental (é possível fazer muito pelo nosso bem-estar mental, é possível criar bons hábitos, prevenir a doença e tratar as situações clínicas).

Quis afastar-me de uma linguagem mais técnica, embora por vezes o fosse difícil de contornar, para me aproximar dos que me leem, escrevendo num estilo mais acessível, com dicas práticas e exemplos de casos clínicos reais (evidentemente com alterações dos dados de identificação, de modo a não colocar em causa a confidencialidade médico-doente).

Também evitei seguir a via de algo enquadrado na categoria de autoajuda. Não tenho nada contra este tipo de livros, pelo contrário, muitas vezes são úteis e interessantes. Apesar de partilhar consigo algumas dicas de como se ajudar ou apoiar outras pessoas que estão a passar por momentos difíceis, quis dar maior ênfase ao estado atual do conhecimento nesta área. Procurei ter o máximo cuidado naquilo que escrevi, de modo a sintetizar de forma precisa e cientificamente correta o que atualmente sabemos, assim como o que não sabemos. Claro que haverá sempre muito mais a dizer, o conhecimento está, felizmente, sempre a evoluir, mas acredito que este livro poderá ser um bom ponto de partida para quem se quer informar sobre a temática da Saúde Mental em geral, bem como, conhecer melhor as perturbações ansiosas e depressivas.

O processo de escrita foi desafiante. Passei vários meses a descobrir buracos de tempo, entre a minha prática clínica, a minha vida familiar (com a logística de três filhos pequenos e de ser casado com uma médica), os outros compromissos profissionais e as atividades que faço para manter o meu bem-estar. Pessoalmente, não acredito naquela máxima de «faz o que eu digo, mas não faças o que faço» e acho muito importante que quem trata dos outros, tenha a responsabilidade de cuidar de si, dando um bom exemplo de que é necessário investir na nossa saúde (como um todo – mental e física). Apesar de exigente, este processo deu-me muito gozo, o qual espero que tenha passado para quem leu estas páginas. A minha visão é que é possível falar destas coisas sem que seja sentido como algo pesado, complexo ou angustiante. Podemos ser positivos e ter esperança! Há imensas possibilidades de promover a saúde, de prevenir a doença e de ajudar quem passa por situações de Ansiedade ou Depressão.

É possível ficar bem, mesmo quando se passa por uma fase em que «não está tudo bem». Esta é uma das mensagens principais do livro. Espero que, nesta fase, os meus argumentos o tenham convencido. Mas, mais importante ainda, gostaria que fosse mais fácil, para todos nós, conversarmos de uma forma genuína sobre a temática da saúde e doença mental. Que, a pouco e pouco, cidadãos mais informados (e, imagino eu, menos preconceituosos) possam criar uma sociedade aberta ao nosso lado afetivo e emocional, sem que tenhamos de esconder a nossa Ansiedade ou recear que alguém descubra que estamos deprimidos.

O conhecimento e a educação são armas poderosas contra o estigma e preconceito. Acredito que ao ler este livro, e outros relacionados com o tema, fique cada vez mais esclarecido e alerta para o que se passa com a sua saúde mental, contribuindo assim para o seu bem-estar. Gosto de pensar que possa ter um efeito de "contágio". Estando informados e atentos sobre um tema, podemos falar dele com quem nos rodeia, contribuindo para um debate saudável, aberto e livre de preconceitos. Se estivermos mais capacitados para reconhecer alguns sinais de alarme (em nós ou nos outros), se possuirmos uma melhor ideia do que acontece quando se fica ansioso ou deprimido, se soubermos como prevenir ou como ajudar (a nós próprios e aos outros), é provável que façamos uma diferença muito positiva no meio em que estamos inseridos.

Não há saúde sem saúde mental. Como médico psiquiatra, não tenho quaisquer dúvidas da veracidade desta afirmação. Espero que quando terminar de ler estas páginas, o leitor também não as tenha. Ter uma boa saúde mental é um ingrediente imprescindível para que possamos apreciar e usufruir plenamente da nossa vida. É tão importante tomar conta da mente como do corpo, aliás, quando tomamos conta da nossa saúde mental, todo o nosso organismo fica mais saudável, temos menos doenças e vivemos mais e com melhor qualidade.

Ter uma perturbação de Ansiedade ou uma Depressão podem ser experiências altamente angustiantes e difíceis. É fundamental reconhecê-las e saber pedir ajuda. A Medicina, em geral, e a Psiquiatria, em particular, estão em grande evolução, pelo que, cada vez temos mais meios para ajudar as pessoas que estão a passar por estas perturbações. Fazer medicação ou psicoterapia não é um "bicho de sete cabeças", não é algo que deva ser vivido com vergonha ou mal-estar. Saber quando pedir ajuda é simplesmente mais uma forma de tomar bem conta de si próprio. Quando gostamos de alguém, cuidamos dessa pessoa nas piores alturas, na doença, nas dificuldades ou quando se sente só. É algo que devemos também fazer por nós próprios, com compaixão, paciência e carinho, evitando a crítica, a pressa ou o perfeccionismo. Gostar de nós mesmos, ter estima pela nossa pessoa, praticar o autocuidado são peças fundamentais para a nossa saúde, qualidade de vida, bem-estar e, em última análise, felicidade.

Talvez seja possível não sentirmos a obrigação de dizer sempre «está tudo bem» quando não é verdade. Podemos abrir caminho para uma expressão genuína de sentimentos e emoções, para a liberdade de sentir tudo aquilo que vivemos, quer sejam coisas mais positivas ou mais negativas. A vida é mesmo assim, cheia de altos e baixos, com uma palete enorme de cores emocionais! Ter a capacidade de o aceitar e de tolerar a nossa condição de ser humano, com vulnerabilidades e capacidades, frágil e forte ao mesmo tempo, é um sinal de grande coragem e maturidade.

Espero, sinceramente, que tenha gostado de ler o que escrevi, mas mais do que isso, que esta minha partilha lhe seja útil e, quem sabe, lhe possa trazer uma maior tranquilidade em alturas mais desafiantes.

Diogo Guerreiro

AGRADECIMENTOS

Não posso deixar de estar grato pela oportunidade de escrever este livro e, através deste, ter tido a possibilidade de refletir e partilhar a minha visão sobre estes temas. Assim, vou aproveitar estas últimas linhas para expressar isso mesmo!

Quero agradecer aos meus editores, Tiago Leal e Cláudia Oliveira, por me terem lançado o desafio, pela motivação e simpatia durante todo este processo.

Expresso também o meu profundo agradecimento ao Professor Daniel Sampaio, nome incontornável na área da Saúde Mental, em Portugal, que generosamente contribuiu para este livro com prefácio que escreveu e que é um dos meus grandes mestres.

O meu enorme obrigado vai também para o meu grande amigo Luís Santos, artista e cenógrafo, que contribuiu com as ilustrações de enorme sensibilidade, que enriquecem este livro.

Um imenso agradecimento é devido à minha esposa Mariana, que, ao longo da vida, me tem proporcionado um espaço de ternura e apoio incondicional que tornam possível levar a cabo estes desafios. Para além disso, foi uma excelente revisora e uma crítica (construtiva) deste texto. As suas sugestões foram extremamente valiosas e acho que contribuíram muito para a melhoria do livro.

Aos meus filhos, Duarte, Miguel e Sara, estou tão agradecido por me inspirarem a dar asas à minha imaginação e criatividade, algo que, sem dúvida, utilizei enquanto escrevia.

Agradeço também à minha irmã e colega psicóloga, Dra. Diana Frasquilho, por me ter ajudado a verificar a precisão do que escrevi sobre Psicologia e psicoterapias.

Uma nota de agradecimento para todos os colegas, médicos e psicólogos, com quem tenho aprendido muito ao longo da vida, às vezes, em encontros formais, mas tantas vezes, simplesmente, à volta de uma mesa a partilhar um café e dois dedos de conversa.

Obrigado também a todos os meus pacientes e suas famílias. As suas histórias de superação e o que partilharam comigo ao longo destes anos, são uma fonte de constante inspiração e de motivação para melhorar.

ÍNDICE DE NOTAS

1 - https://www.who.int/about/who-we-are/constitution

2 - https://www.adultdevelopmentstudy.org

3 - https://www.actionforhappiness.org

4 - http://sonjalyubomirsky.com/wp-content/themes/ /sonjalyubomirsky/papers/LSS2005.pdf

5 - Ryff CD: *Happiness is everything, or is it? Explorations on the meaning of psychological well-being.* J Pers Soc Psychol 1989;57: 1069-1081

6 - *World Health Organization. (2001). The World health report 2001.* Mental health: new understanding, new hope

7 - https://ourworldindata.org/mental-health

8 - https://www.who.int/health-topics/mental-health

9 - https://www.loc.gov/loc/brain/

10 - https://www.euro.who.int/en/health-topics/ /noncommunicable-diseases/mental-health/priority-areas/ /stigma-and-discrimination

11 - https://www.psychiatry.org/patients-families/ /stigma-and-discrimination

12 - https://ourworldindata.org/mental-health

13 - https://www.headstogether.org.uk

14 - https://bringchange2mind.org

15 - https://www.mcleanhospital.org/news/ /selena-gomez-receives-2019-mclean-award-mental-health-advocacy

16 - https://www.mind.org.uk

17 - https://bornthisway.foundation

18 - https://www.vogue.com/article/ /serena-williams-motherhood-postpartum-disorders-instagram

19 - https://www.encontrarse.pt

20 - Bhattacharya, R., Shen, C. & Sambamoorthi, U. *Excess risk of chronic physical conditions associated with depression and anxiety.* BMC Psychiatry. 2014.

21 - António Damásio. O *Erro de Descartes*. Ed. Temas & Debates.

22 - Morres ID, Hatzigeorgiadis A, Stathi A et al. *Aerobic exercise for adult patients with major depressive disorder in mental health services: a systematic review and meta-analysis.* Depress Anxiety. 2019; 36(1):39-53.

23 - Anderson E, Shivakumar G. *Effects of exercise and physical activity on anxiety.* Front Psychiatry. 2013; 23(4):27.

24 - Teresa Paiva. *Bom Sono, Boa Vida*. Ed. Oficina do Livro.

25 - https://www.sleepfoundation.org

26 - https://www.scientificamerican.com/article/ /fats-in-the-brain-may-help-explain-how-human-intelligence-evolved/

27 - Edward Bullmore. Inflamed Mind: *A radical new approach to depression.* Ed. Short Books.

28 - Natasha Bray. *The microbiota–gut–brain axis.* Nature Reviews Neuroscience. 2019

29 - Gibson-Smith D, Bot M, Brouwer IA et al. *Association of food groups with depression and anxiety disorders*. Eur J Nutr. 2020. 59: 767–778.

30 - Adan RAH, van der Beek EM, Buitelaar JK et al. *Nutritional psychiatry: Towards improving mental health by what you eat.* Eur Neuropsychopharmacol. 2019. 29(12): 1321-1332

31 - Steimer T. *The biology of fear- and anxiety-related behaviors*. Dialogues Clin Neurosci. 2002;4(3):231-249.

32 - https://www.cdc.gov/violenceprevention/aces

33 - LeDoux, J. (1994). *Emotion, Memory and the Brain.* Scientific American, 270(6), 50-57.

34 - Yerkes RM, Dodson JD: *The relation of strength of stimulus to rapidity of habit-formation.* Journal of Comparative Neurology and Psychology 1908; 18: 459-482

35 - Saraiva CB, Cerejeira J. *Psiquiatria fundamental.* 2014. Ed. Lidel edições técnicas.

36 - American Psychiatric Association. DSM-5 - *Manual de Diagnóstico e Estatística das Perturbações Mentais.* 2014. Ed. Climepsi Editores.

37 - Goddard A. W. (2017). *The Neurobiology of Panic: A Chronic Stress Disorder.* Chronic stress. Vol 1, 2470547017736038.

38 - Wardenaar KJ, Lim CCW, Al-Hamzawi AO, et al. *The cross-national epidemiology of specific phobia in the World Mental Health Surveys.* Psychol Med. 2018 Apr;48(5):878.

39 - https://www.insider.com/ /man-dies-elevator-accident-how-common-dangerous-2019-8

40 - https://www.washingtonpost.com/national/health-science/ /elevator-plunges-are-rare-because-brakes-and-cables-provide- -fail-safe-protections/2013/06/07/e44227f6-cc5a- -11e2-8845-d970ccb04497_story.html

41 - https://www.flytap.com/pt-pt/a-bordo/ /perder-o-medo-de-voar/ganhar-asas

42 - Saraiva CB, Cerejeira J. *Psiquiatria fundamental.* 2014. Ed. Lidel edições técnicas

43 - Stein, DJ, Lim CC et al. *The cross-national epidemiology of social anxiety disorder: Data from the World Mental Health Survey Initiative.* BMC Medicine 15, 143 (2017).

44 - Diogo Telles Correia. *A ansiedade nos nossos dias.* Ed. Bertrand Editora (2018).

45 - Susan Cain (2012). Silêncio - O *poder dos introvertidos num mundo que não para de falar.* Ed. Temas e Debates.

46 - Saraiva CB, Cerejeira J. *Psiquiatria fundamental.* 2014. Ed. Lidel edições técnicas

47 - Stein DJ. *Social anxiety disorder and the psychobiology of self-consciousness.* Front. Hum. Neurosci. 2015; 9: 489.

48 - Lieb R, Wittchen H, et al. *Parental Psychopathology, Parenting Styles, and the Risk of Social Phobia in Offspring: A Prospective-Longitudinal Community Study.* Arch Gen Psychiatry. 2000;57(9):859–866.

49 - R uscio AM, Hallion LS, et al. *Cross-sectional Comparison of the Epidemiology of DSM-5 Generalized Anxiety Disorder Across the Globe.* JAMA Psychiatry. 2017;74(5):465–475.

50 - American Psychiatric Association. DSM-5 - *Manual de Diagnóstico e Estatística das Perturbações Mentais.* 2014. Ed. Climepsi Editores.

51 - António Coimbra de Matos. *Psicanálise e psicoterapia psicanalítica.* 2006. Ed. Climepsi Editores.

52 - Radomsky AS, Alcolado G, et al. *You can run but you can't hide: Intrusive thoughts on six continents.* Journal of Obsessive-Compulsive and Related Disorders. 2014, 3(3), 269-279

53 - Figueira ML, Sampaio D, Afonso P. *Manual de Psiquiatria Clínica.* 2014. Ed. Lidel edições técnicas

54 - http://www.domusmater.org

55 - https://iocdf.org

56 - American Psychiatric Association. DSM-5 - *Manual de Diagnóstico e Estatística das Perturbações Mentais.* 2014. Ed. Climepsi Editores.

57 - van Grootheest DS, Cath DC, et al. *Twin studies on obsessive-compulsive disorder: a review.* Twin Res Hum Genet. 2005 Oct. 8(5):450-8

58 - Guerreiro DF, Brito B, et al. *Stresse pós-traumático: Os mecanismos do trauma.* Acta Med Port. 2007; 20(4):347-54

59 - Albuquerque A, Soares C, et al. *Perturbação pós-traumática do stress: Avaliação da taxa de ocorrência na população adulta portuguesa.* Acta Med Port 2003; 16:309-320

60 - American Psychiatric Association. *DSM-5 - Manual de Diagnóstico e Estatística das Perturbações Mentais.* 2014. Ed. Climepsi Editores.

61 - Breslau N. *Epidemiologic studies of trauma, posttraumatic stress disorder, and other psychiatric disorders.* Can. J. Psychiatry. 2002;47:923–929.

62 - https://apav.pt/apav_v3/index.php/pt/2598-premio-apav-2020-atribuido-ao-psicologo-bruno-brito

63 - Guerreiro D, Brito B, Baptista JL, Galvão F. *Stresse pós-traumático: Os mecanismos do trauma.* Acta Med Port. 2007 Jul-Aug;20(4):347-54

64 - Cloitre, M. (2020). ICD-*11 complex post-traumatic stress disorder: Simplifying diagnosis in trauma populations.* The British Journal of Psychiatry, 216(3), 129-131

65 - https://imprensanacional.pt/fernando-pessoa/

66 - Organização Mundial da Saúde (2017). *Depression and Other Common Mental Disorders: Global Health Estimates.*

67 - https://www.who.int/news-room/fact-sheets/detail/depression

68 - https://ourworldindata.org/mental-health

69 - Figueira ML, Sampaio D, Afonso P. *Manual de Psiquiatria Clínica.* 2014. Ed. Lidel edições técnicas

70 - https://matthewjohnstone.com.au/books/i-had-a-black-dog/videos/

71 - Hasler G. (2010). *Pathophysiology of depression: do we have any solid evidence of interest to clinicians?.* World psychiatry: official journal of the World Psychiatric Association (WPA), 9(3), 155–161.

72 - American Psychiatric Association. *DSM-5 - Manual de Diagnóstico e Estatística das Perturbações Mentais.* 2014. Ed. Climepsi Editores.

73 - Burcusa, SL, Iacono, WG (2007). *Risk for recurrence in depression.* Clinical psychology review, 27(8), 959–985.

74 - Organização Mundial da Saúde (2017). *Depression and Other Common Mental Disorders: Global Health Estimates.*

75 - Figueira ML, Sampaio D, Afonso P. *Manual de Psiquiatria Clínica.* 2014. Ed. Lidel edições técnicas

76 - https://ibpf.org

77 - Merikangas KR, Jin R, He J, et al. *Prevalence and Correlates of Bipolar Spectrum Disorder in the World Mental Health Survey Initiative.* Arch Gen Psychiatry. 2011;68(3):241–251

78 - https://www.adeb.pt

79 - World Health Organization. (2001). *The World health report 2001.* Mental health: new understanding, new hope

80 - https://ourworldindata.org/mental-health

81 - https://www.who.int/health-topics/mental-health

82 - https://www.un.org/en/about-us/universal-declaration-of-human-rights

83 - https://apps.who.int/iris/handle/10665/43027

84 - Hans Rosling, Anna Rosling Rönnlund e Ola Rosling. *Factfulness - Factualidade*. Ed. Temas & Debates

85 - Carl Rogers. Empathic: *An Unappreciated Way of Being*. The Counseling Psychologist. 1975;5(2):2-10

86 - Cipriani A, et al. *Comparative efficacy and acceptability of 21 antidepressant drugs for the acute treatment of adults with major depressive disorder: a systematic review and network meta-analysis*. The Lancet. 2018 Apr 7;391(10128):1357-1366.

87 - Gelso CJ, Kivlighan DM, Markin RD. *The real relationship and its role in psychotherapy outcome: A meta-analysis*. Psychotherapy. 2018 Dec;55(4):434-444.

88 - Cuijpers P, et al. *Adding psychotherapy to antidepressant medication in depression and anxiety disorders: a meta-analysis*. Focus, 2014, 12.3: 347-358.

89 - Isabel Leal. *Psicoterapias*. Ed. Pactor. 2018.

90 - Mark Williams e Danny Penman. *Mindfulness – atenção plena*. Ed. Lua de Papel. 2015.

91 - Andrew Solomon. O *Demónio da Depressão*. Ed. Quetzal Editores.

92 - Kohn R, Saxena S, Levav I, Saraceno B. *The treatment gap in mental health care*. Bull World Health Organization 2004 Nov;82(11):858-66.

93 - https://eusinto.me

94 - https://nami.org/home

95 - https://nes.pt

96 - Guerreiro DF. *Comportamentos autolesivos em adolescentes: características epidemiológicas e análise de fatores psicopatológicos, temperamento efetivo e estratégias de coping*. Repositório da UL, 2014.

97 - https://www.who.int/health-topics/suicide

98 - www.pordata.pt

99 - Mann JJ (2003). *Neurobiology of suicidal behaviour.* Nat Rev Neurosci, 4(10), 819-828

100 - Sociedade Portuguesa de Suicidologia, 2006. *Comportamentos suicidários em Portugal*. Ed. Redhorse.

101 - Carlos Braz Saraiva, Bessa Peixoto e Daniel Sampaio (2014). *Suicídio e comportamentos autolesivos*. Ed. Lidel.

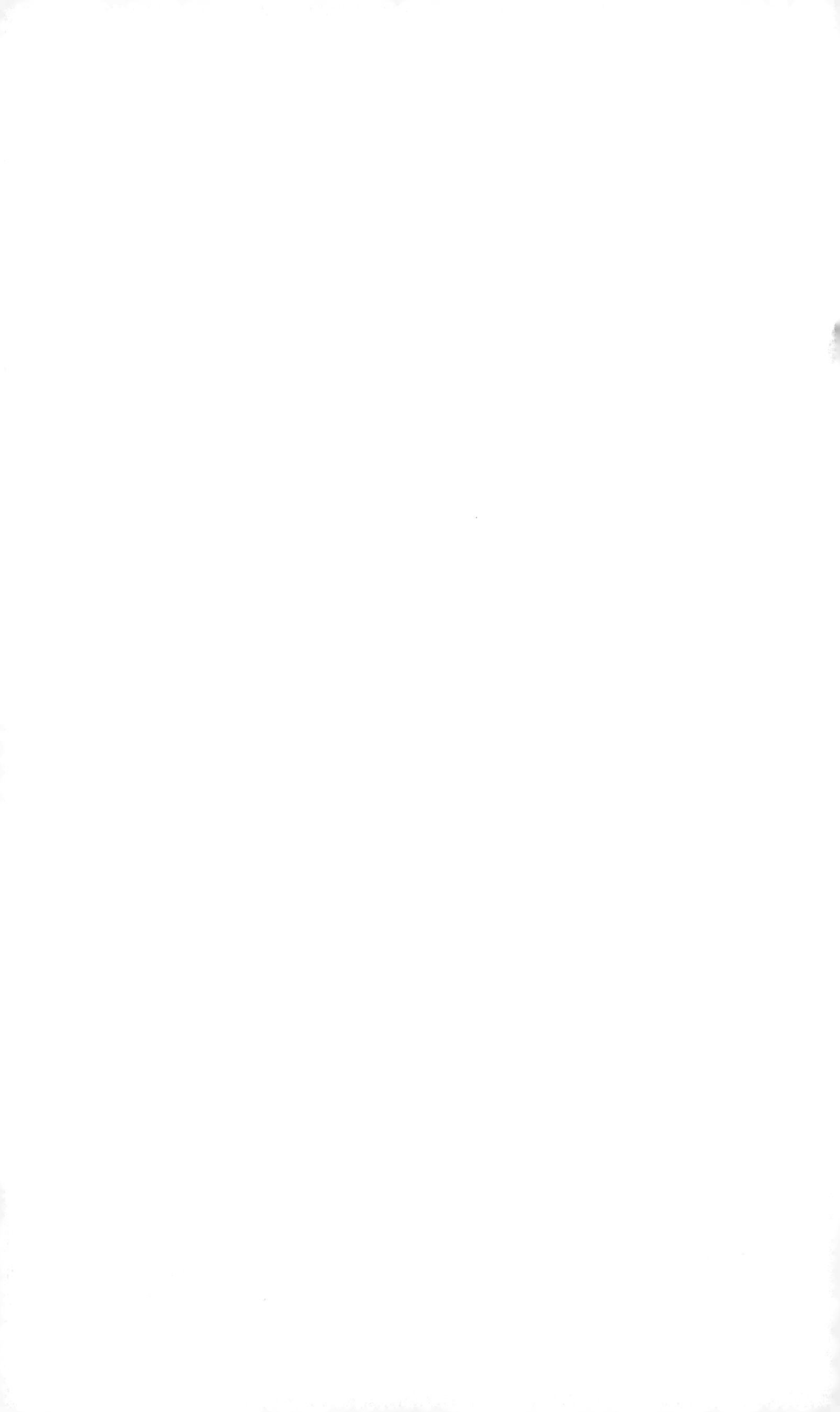

www.ingramcontent.com/pod-product-compliance
Ingram Content Group UK Ltd.
Pitfield, Milton Keynes, MK11 3LW, UK
UKHW022027190726
13853UKWH00005B/2139

9 789895 338429